LA GRANDE ARNAQUE DU « MANGER SAIN »

LA GRANDE ARNAQUE DU « MANGER SAIN »

HANS-ULRICH GRIMM

Traduit de l'allemand
par Jocelyne Barsse

ÉDITIONS ideo

Cet ouvrage a été proposé à l'éditeur français par l'agence EDITIO DIALOG, Michael Wenzel (www.editio-dialog.com).
Publié pour la première fois en Allemagne sous le titre *Vom Verzehr wird abgeraten : Wie uns die Industrie mit Gesundheitsnahrung krank macht.*
Couverture : Shutterstock/Studio City
ISBN : 978-2-8246-1534-9
Code Hachette : 77 3085 4

Collection dirigée par Christian English & Frédéric Thibaud
Catalogues et manuscrits : city-editions.com/IDEO

Dépôt légal : Août 2019

Sommaire

1

Lumière blanche

Comment une alimentation saine peut écourter la vie

Ils avaient mis toutes les chances de leur côté. Ils menaient une vie parfaitement saine, appliquant à la lettre les recommandations officielles des nutritionnistes. Ils croyaient aux promesses de la publicité. Bien qu'en bonne santé, à trente ans déjà, Klaus Friedrich s'inquiétait pour son cœur. Pour prévenir tout problème ou toute maladie éventuelle, il surveillait son alimentation et son épouse le soutenait.

Aujourd'hui, elle vit seule dans la grande maison. Elle vient de vendre le cabriolet Mercedes. La vieille BMW lui suffit largement maintenant qu'il n'est plus là.

— Mon mari est mort du jour au lendemain. Il a été emporté subitement de façon complètement inattendue.

Christa Friedrich est une dame élégante, mince, blonde. Elle porte un pantalon noir, un chemisier à rayures noir et blanc, un collier de perles, des bagues, des bracelets. Elle vit à l'abri du besoin, dans sa maison de 360 mètres carrés avec un jardinet délimité par un mur blanc, bordé de rosiers rouges, et une haie de buis parfaitement taillée. Derrière, c'est la forêt.

Tout est allé très vite.

— Nous ne nous attendions pas à ça. Nous avons tout fait pour vivre sainement. Nous buvions un peu de vin, de temps en temps, mais toujours raisonnablement. Nous ne mangions pas de rôti de porc, ou pas plus d'une fois par an, et encore avec mauvaise conscience. Nous mangions pratiquement toujours du poisson. Peu de viande. De la margarine depuis des années. Beaucoup de fromage blanc et de fromage sec. Mais toujours allégé en matières grasses. Pas d'abats, pas de foie à cause du cholestérol. Beaucoup de fruits. Beaucoup de salade. Peu de gâteaux et de sucreries. Mon mari avait un poids normal. Autrefois, il avait pesé jusqu'à 100 kilos mais il avait perdu tout son excédent. Il ne souffrait d'aucune pathologie. Il n'avait pas d'hypertension. Il consultait régulièrement son médecin pour s'assurer que tout allait bien. Il contrôlait son taux de cholestérol, de glycémie, son cœur.

Ses bilans sanguins ne présentaient aucune anomalie.

— J'ai des taux excellents, dignes d'un nouveau-né. Mes taux de LDL et de HDL sont parfaits, disait-il quelques mois avant sa mort.

Nombreux sont ceux qui, comme Klaus Friedrich et sa femme, essaient de vivre sainement. Bien manger tout en mangeant sain, c'est le nouveau credo des consommateurs. D'ailleurs, la plupart des maladies dites de civilisation ne sont-elles pas liées à une mauvaise alimentation ? Il apparaît donc logique et cohérent de traiter ces maladies mais surtout d'en éliminer les causes. En effet, les dépenses de santé ne cessent d'augmenter et dans certains pays, les systèmes de protection sociale sont au bord de la faillite.

Autrefois, la préparation des repas était assurée par les cuisiniers, les femmes au foyer, les mères et les grands-mères du monde entier. Grâce à l'expérience et à un savoir-faire, transmis de génération en génération, on savait ce qui était bon ou mauvais pour la santé. On utilisait des produits naturels, traditionnels. Des artichauts, de l'ail, du gingembre. On préparait les plats en s'appuyant sur des techniques ancestrales. Digestes et savoureux. Et les médecins s'occupaient simplement des questions de santé.

Les produits issus de l'industrie agroalimentaire se sont substitués à ces gestes et à ces pratiques. Estampillés « bons pour la santé », ils viennent d'un autre monde. Les aliments sont fabriqués ou transformés dans les usines. Les multinationales et leurs laboratoires de recherche élaborent sans cesse de nouveaux additifs : vitamines de synthèse, exhausteurs de goût, correcteurs d'acidité, édulcorants, qu'on ajoute ensuite aux matières premières dans des sites de production rutilants.

En s'emparant du thème de la « santé », les géants de l'industrie agroalimentaire ont multiplié leur offre de produits prétendument sains, qui, loin d'avoir l'effet protecteur que l'on attend d'eux, pourraient au contraire favoriser le développement de certaines maladies. Ce risque inquiète tout particulièrement les compagnies d'assurances car si des consommateurs comme Klaus Friedrich, qui n'ont jamais eu la moindre pathologie, tombent malades et atterrissent à l'hôpital à cause d'une « alimentation saine », voilà qui pourrait coûter très cher.

Manger sain pourrait paradoxalement écourter la vie. Les aliments fonctionnels présentent des risques et provoquent des effets secondaires. Et nous sommes pour la plupart concernés car nous sommes nombreux à croire aux promesses de la publicité.

C'est tout un secteur économique qui se consacre désormais à la « nourriture saine » dans le monde entier, pas seulement l'industrie alimentaire mais aussi l'industrie pharmaceutique et l'agro-industrie qui cherche à transformer les matières premières grâce à l'ajout de produits chimiques. Qui détermine aujourd'hui ce qui est bon ou mauvais pour la santé ? Pas forcément ceux à qui on penserait spontanément. De nouvelles catégories professionnelles participent au débat, au premier rang desquelles les avocats et les conseillers en gestion d'entreprise. Quant aux lobbyistes, ils œuvrent en coulisse pour que les lois servent les intérêts qu'ils défendent.

La multinationale Nestlé a déjà repositionné ses marques sur la « santé ». Les dirigeants du géant agroalimentaire ont fait des annonces prometteuses dans la presse économique. L'ancien PDG de Nestlé, Peter Brabeck (PDG de 1997 à 2008, aujourd'hui président émérite), voulait faire de la multinationale le « leader mondial de la nutrition, de la santé et du bien-être ». Nestlé devait devenir le pionnier d'une toute nouvelle industrie, un nouveau marché situé entre l'alimentation et le secteur pharmaceutique. D'après l'actuel président du CA, Paul Bulcke, « ces produits représentent un immense marché de croissance ». Pour lui, « la science évolue rapidement dans un contexte où les coûts de santé sont en train d'exploser et où la population vieillit, ce qui entraîne des besoins spécifiques ». Nestlé est tout à fait disposé à aider en répondant à ces besoins spécifiques.

Créé en 2011, le Nestlé Health Service s'est donné pour mission de développer des solutions nutritionnelles personnalisées pour prévenir et traiter les maladies chroniques et les pathologies du XXIe siècle. Il s'agit là du diabète, des maladies cardiovasculaires, d'Alzheimer et surtout de l'obésité.

Dans les rayons des supermarchés, on fait de la place aux boissons multivitaminées, aux yaourts contenant de « gentilles » bactéries, aux margarines et fromages allégés en matière grasse, aux produits avec additifs high-tech.

Dès le petit déjeuner, ça commence. Les céréales du matin permettent de faire « le plein d'énergie ». Nestlé Fitness, à l'« énergie nutritive », vante ses pétales de blé complet et d'avoine complète contenant des vitamines B qui « contribuent à un métabolisme énergétique normal et à réduire la fatigue ». Kellogg's se targue d'optimiser le potentiel de ses « céréales pour le petit déjeuner en y ajoutant systématiquement des vitamines B et du fer et parfois de la vitamine C et du calcium ». La surdose de vitamines menace dès le premier repas de la journée. D'autant qu'on peut ajouter à son bol de céréales rempli de lait un peu de Nesquik « enrichi avec la formule opti-start, une combinaison exclusive de vitamines et minéraux » ou boire à côté un verre de jus multivitaminé (jus de douze fruits, enrichi en six vitamines).

Pourquoi ne pas ajouter, tant qu'à faire, quelques bactéries, au choix : le yaourt LC1 de Nestlé, un Activia de Danone (« Ça fait du bien à l'intérieur et ça se voit à l'extérieur », premier slogan du yaourt, qui s'appelait alors Bio, au moment de son lancement en 1987), ou une fiole d'Actimel (« Actimel renforce vos défenses naturelles »). Le petit déjeuner ne serait pas complet sans une tartine avec de la margarine enrichie en stérols végétaux, comme la margarine Pro-Activ distribuée autrefois par Unilever[1]. Pour bien faire, le tout devrait être allégé en matières grasses ou n'en contenir que 0,1 %. À midi, on pourrait opter pour une soupe vitaminée. Et si jamais, malgré tout ça, on avait encore un coup de mou dans l'après-midi, on pourrait toujours recourir à un bonbon dopé à la vitamine.

Les bébés n'échappent pas aux vitamines de synthèse. On les retrouve dans les bouillies au lait et aux céréales complètes et dans tous les laits infantiles. Les supérettes proposent des « barres énergétiques avec treize vitamines et de la lécithine » pour enfants et adultes (« Goût cerise pétillant ») mais aussi « 20 délicieux oursons multivitaminés à mâcher et sucer pour les enfants » qui vous font de l'œil sur le présentoir devant la caisse.

En plus des vitamines, il y a l'huile de poisson, les gélules favorisant la combustion des graisses, le coenzyme Q10 et le magnésium. Tous ces produits miracle sont censés protéger le cœur, renforcer le système immunitaire, rendre les enfants plus intelligents, favoriser la perte de poids, lutter contre la constipation, améliorer la vue ou éviter les ballonnements.

Et tout cela, à l'échelle planétaire bien sûr. Le lait en poudre Heinz Golden Sleep aide les bébés chinois à mieux dormir. Quant aux enfants américains, ils ont la chance de pouvoir consommer une boisson nutritive miraculeuse. Chaque bouteille de Pedia Sure renferme 26 vitamines et minéraux pour « favoriser la croissance et le développement des enfants », des protéines pour la formation de « muscles forts et d'anticorps » et du DHA, un acide gras

1. Unilever a décidé en 2017 de vendre sa division historique des margarines et pâtes à tartiner à un fond d'investissement américain, KKR.

oméga 3 bon pour le cerveau et les yeux ! C'est du moins ce que nous promet l'entreprise pharmaceutique américaine, Abbott.

L'objectif est clair : « Faire encore plus de profits », peut-on lire dans la revue spécialisée *International Food Ingredients.* On est cependant en droit de se demander si c'est vraiment utile ou plus sain. Voire carrément nocif pour les grands comme pour les petits.

Plusieurs études internationales sont arrivées à la conclusion que ni le bêtacarotène, ni les vitamines A, C et E, ingérés sous forme de gélules ou en poudre, ne protègent du cancer ou des infarctus. Une étude portant sur 15 000 médecins a montré que les docteurs qui avaient consommé pendant dix ans des vitamines E et C n'étaient pas moins atteints de maladies cardiaques ou de cancers que leurs collègues du groupe témoin qui avaient pris des placebos.

Une autre étude portant sur 35 000 sujets masculins a permis de démontrer que la vitamine E et le sélénium ne réduisaient en rien le risque de cancer de la prostate. Et parmi les 72 000 infirmières d'âge mûr ayant participé à une étude réalisée par les chercheurs américains, celles qui faisaient beaucoup de sport, fumaient moins, ingéraient plus de calcium et de vitamine A étaient tout aussi exposées à un risque de fractures que les autres dont le mode de vie était moins sain.

L'Institut fédéral allemand d'évaluation des risques alimentaires (Bundesinstitut für Risikobewertung, BfR) s'est penché sur la question. Sa conclusion : « Des études sérieuses ont montré que les allégations santé des compléments alimentaires et des produits enrichis en bêtacarotène sont sans fondement. »

L'Agence américaine des produits alimentaires et des médicaments, la FDA, a adressé dix-sept lettres d'avertissement à des industries agroalimentaires. Elle leur reproche d'exagérer les bienfaits pour la santé de leurs produits ou de masquer l'utilisation de composants nocifs dont certaines graisses.

L'ancien directeur Amérique du groupe Nestlé avait lui aussi reçu une lettre.

Brad Alford, Chairman and CEO
Nestlé USA
800 North Brand Boulevard
Glendale, CA 91203

LETTRE D'AVERTISSEMENT

Cher Monsieur Alford,
L'Agence américaine des produits alimentaires et des médicaments (FDA) a étudié le descriptif de différents produits Nestlé dont : Juicy Juice Brain Development Fruit Juice Beverage (Apple), Juicy Juice All-Natural 100 % Juice Orange Tangerine et Juicy Juice All-Natural 100 % Juice Grape. Nous avons constaté que la description de ces produits ne correspondait pas à la réglementation en vigueur.

La FDA reprochait notamment à Nestlé de ne pas avoir indiqué correctement la teneur en sucre de ses différents jus et d'avoir prétendu que ses produits contribuaient « au développement physique normal du cerveau » alors que ces allégations sont interdites pour les produits destinés aux enfants de moins de deux ans.

L'autre géant de l'agroalimentaire, Danone, a été condamné en 2010 à verser 21 millions de dollars (15 millions d'euros) à plusieurs États américains pour publicité mensongère sur ses produits Actimel et Activia et leurs prétendus bienfaits pour la santé. Les petits-suisses (Danonino) sucrés étaient quant à eux dans le collimateur de la justice autrichienne. Danone affirmait dans ses spots publicitaires que les petits-suisses étaient les seuls desserts lactés destinés aux enfants à remplacer le sucre cristallisé par le sucre naturellement contenu dans les fruits. En raison de cette allégation, le Tribunal régional supérieur de Vienne a condamné Danone pour publicité trompeuse. La multinationale doit s'abstenir de vanter dans ses spots publicitaires les qualités nutritives de ses desserts lactés simplement parce qu'ils ne contiennent pas de sucre cristallisé.

Le régulateur de la publicité britannique (ASA) a quant à lui épinglé un autre géant de l'agroalimentaire, Kellogg's, qui, sur l'une de ses affiches publicitaires pour Coco Pops encourageait les enfants à consommer des céréales à midi alors qu'elles contiennent 34 grammes de sucre pour 100 grammes. « Vous avez déjà pensé à manger des Coco Pops après l'école ? »

L'ASA avait aussi reproché à Danone ses allégations sur les bienfaits d'Actimel pour la santé des enfants. Dans le spot publicitaire, on voyait des enfants jouer tandis qu'une voix off affirmait que les enfants aimaient Actimel et que le yaourt à boire était bon pour eux. D'après la même voix, il était scientifiquement prouvé qu'Actimel renforçait les défenses immunitaires des enfants. Pour l'ASA, les preuves fournies par Danone étaient insuffisantes et non fondées. Elles s'appuyaient sur les résultats d'une étude menée sur des enfants indiens hospitalisés pour des diarrhées aiguës. Rien à voir avec des enfants britanniques bien portants.

Après s'être penchée sur les slogans publicitaires d'industries agroalimentaires affirmant que leurs produits contribuaient à améliorer l'intelligence et les performances intellectuelles des consommateurs, l'Autorité européenne de sécurité des aliments (Efsa) a rejeté 75 % des demandes de validation. Pour cause de preuves insuffisantes.

Depuis 2010, une réglementation européenne encadre en effet les allégations nutritionnelles et de santé. Les marques doivent soumettre leurs allégations à l'Efsa, dont le siège se trouve à Parme, ville italienne de 190 000 habitants, située au sud-est de Milan. L'institution a été submergée de demandes de labélisation, concernant pour certaines des produits dont les industriels vantaient les bénéfices pour la santé depuis des années, à grand renfort de spots publicitaires. Ainsi, l'Efsa a dû étudier 4 637 allégations, soit 44 000 slogans en différentes langues.

À la surprise générale, l'autorité a émis un avis négatif concernant un mélange de prébiotiques, Immunofortis, destiné à enrichir des préparations pour nourrissons et des préparations de suite, et censé, selon Danone, protéger les enfants contre les maladies de la peau et les allergies. Une douche froide pour la multinationale qui a immédiatement retiré ses demandes d'allégation concernant deux autres blockbusters : Activia et Actimel. Danone a depuis renoncé à mettre en avant les bénéfices pour la santé de ces deux produits phares. Kellogg's a retiré à son tour une demande d'allégation pour des céréales censées favoriser la combustion des graisses. Kellogg's affirmait en effet que la consommation de ses Special K pauvres en matières grasses aidait les femmes à perdre du poids, de la graisse et du ventre.

Pourtant, on a souvent reproché à l'institution européenne ses opinions jugées pro-industrielles. Le conseil d'administration comptait autrefois parmi ses membres Mathias Horst, directeur général du lobby de l'industrie agroalimentaire allemand. D'autre part, d'après une étude de l'Observatoire de l'Europe industrielle, « la moitié des experts de l'Agence de sécurité des aliments ont des conflits d'intérêts qui mettent en cause le travail de l'agence ». De nombreux experts de l'Efsa entretiennent en effet un lien étroit avec des industries agroalimentaires. Jusqu'aux procédures d'évaluation qui ont été élaborées par l'International Life Sciences Institut (Ilsi), une organisation de lobbying scientifique dont le siège se trouve à Bruxelles.

Aussi, quand l'Efsa a émis une série d'avis négatifs, la surprise a été de taille. Les allégations santé ont été rejetées car, selon l'institution, les preuves scientifiques étaient insuffisantes.

De quoi attiser la colère de toute la branche qui a immédiatement réagi en mobilisant ses groupes de pression et en se préparant au combat contre les gendarmes de la publicité honnis. L'autorité européenne est devenue la bête noire de l'industrie agroalimentaire et une cible privilégiée pour des avocats et des lobbyistes bien rémunérés.

Il est vrai que des milliards étaient en jeu. Et tout cela à cause de scientifiques ayant décrété que les slogans des industriels étaient « fantaisistes ». C'est pourtant bien ces promesses qui poussent les consommateurs à acheter ces produits plus chers que la moyenne dans les supermarchés. Si les slogans sont si ronflants, si les budgets alloués à la publicité sont si importants, ce n'est pas pour rien.

La stratégie des multinationales de l'agroalimentaire fonctionne, comme le montre l'exemple de Klaus Friedrich.

Klaus Friedrich s'est toujours inquiété pour son cœur. Au début de sa carrière, il a été soumis à un stress intense. D'après sa femme, il a beaucoup travaillé pour monter son affaire. Ils se sont rencontrés à la caisse du centre commercial sur la Hauptwache à Francfort. Six semaines plus tard, ils étaient mariés. Ils se sont acheté une maison à St Ingbert dans la Sarre en raison de la proximité de la ville avec Anvers, capitale mondiale du diamant. Friedrich travaillait en effet dans le négoce de bijoux, son affaire marchait très bien jusqu'au jour où il s'est fait agresser et a décidé d'arrêter.

Il passait régulièrement des visites de contrôle chez le médecin, simple précaution, car il était en bonne santé.

— Il se portait très bien. Il n'avait aucun problème particulier pour son âge.

C'est surtout son cœur qui l'inquiétait. Deux fois par an, il partait en cure hydrothérapique Kneipp à Bad Wörishofen. Il surveillait aussi son alimentation, appliquant à la lettre les recommandations des nutritionnistes. De plus, il consommait des aliments anticholestérol.

Et puis, il y a eu ce premier incident. Le cœur, comme par hasard. Il avait constaté que dès qu'il gravissait une côte, il était hors de souffle. Essoufflement, gêne respiratoire. Il a consulté son médecin qui l'a envoyé à l'hôpital. Le professeur qui l'a ausculté lui a dit qu'il était gravement malade. Il devait se présenter le lendemain matin à l'hôpital pour qu'on l'opère en urgence. Une question de vie ou de mort. Deux artères coronaires étaient complètement sclérosées.

— Si le processus se poursuit, vous n'avez aucune chance, l'a mis en garde le professeur.

Klaus Friedrich a pris peur, mais le professeur l'a rassuré :

— Monsieur Friedrich, ne vous inquiétez pas, je suis le meilleur. Si je vous opère, vous survivrez.

Après l'opération, Klaus Friedrich a raconté :

— Je me suis vu allongé sur une plaque de marbre. La cage thoracique ouverte. Une lumière blanche étincelante. J'étais sorti de mon enveloppe physique. J'étais en route vers un monde supposé meilleur. Après l'opération, le professeur Weingärtner m'a contacté pour me demander si nous consommions de la margarine anticholestérol. J'ai confirmé que nous prenions de la Pro-Activ. Nous avons jeté la margarine à la poubelle. Il m'a aussi demandé si je voulais participer à une étude.

Le docteur Oliver Weingärtner est cardiologue, un expert reconnu qui a publié plusieurs communications dans d'importantes revues spécialisées. À l'époque, il faisait des recherches dans l'institut où Klaus Friedrich a été opéré, l'Hôpital universitaire de la Sarre, situé au nord de la ville de Homburg. C'est un immense complexe médical, une petite ville presque, au milieu de la forêt avec une centaine de bâtiments, 5 500 employés, des cliniques, des centres de recherche, plusieurs écoles formant au métier d'infirmier(ère) ou d'obstétricien(ne). Le complexe, entouré d'un immense parc, comprend aussi des logements, une poste, une banque, des cafés-restaurants, il y a même une église. Une ligne de bus traverse l'ensemble.

Bâtiment 56, premier étage. Service de cardiologie. Chirurgie cardiaque, à droite les soins intensifs, Klaus Friedrich se trouvait dans la première chambre à côté. À l'époque, Weingärtner poursuit ses recherches dans le bâtiment 40, Salle U 28. Il s'intéresse à des additifs particuliers et à leur effet sur le cœur.

Depuis quelque temps, on soupçonne les composants de la margarine, consommée par des millions de personnes dans le monde pour protéger leur cœur, de provoquer exactement l'effet inverse. Le jeune cardiologue est alors chargé par son chef de l'époque, le professeur Michaël Böhm, de creuser cette piste.

Weingärtner s'associe à un professeur de médecine clinique et expérimentale pour mettre au point les protocoles. Il demande au chirurgien cardiaque, le professeur Hans Joachim Schäfer, s'il peut examiner la valvule de patients devant être opérés pour une insuffisance cardiaque sévère. « Je voulais savoir si une éventuelle sclérose de la valvule cardiaque pouvait avoir un lien avec une consommation d'aliments enrichis en stérols végétaux. »

Il contacte ensuite les spécialistes des AVC à la Charité de Berlin ainsi que le biochimiste et pharmacologue Dieter Lütjohann de l'université de Bonn, un spécialiste des stérols, la substance contenue dans les margarines Pro-Activ. En même temps, Weingärtner cherche des bailleurs de fonds. C'est finalement l'université de la Sarre qui financera le projet. L'étude durera deux ans.

Weingärtner se met au travail dans son laboratoire. À l'aide de son drôle d'appareil, il examine les vaisseaux sanguins des souris. Il est possible de dilater ces vaisseaux, de les tremper dans différents fluides pour « appréhender la fonction endothéliale », explique Weingärtner.

L'endothélium désigne une couche de cellules qui tapissent la surface interne de tous les vaisseaux. Quand les vaisseaux sont sclérosés, il y a une altération de l'endothélium et le sang circule moins bien. Après avoir nourri les souris avec les lipides végétaux contenus dans la margarine Pro-Activ, les scientifiques font une découverte étonnante.

— Les artères étaient plus rigides. Des dépôts s'étaient formés sur la surface interne des vaisseaux. Des plaques d'athérome.

Weingärtner fait alors examiner les cœurs des souris au laboratoire.

— Nous voulions savoir s'il y avait de tels dépôts dans le tissu cardiaque ou sur les parois des coronaires.

L'examen confirme leurs soupçons, il y a bien des dépôts dans les valvules.

— Nous avons été surpris par l'importance de ces dépôts dans le tissu cardiaque, dit Weingärtner.

Une découverte qui a de quoi inquiéter les scientifiques. Des millions de personnes dans le monde consomment des aliments enrichis en stérols végétaux précisément dans l'espoir de protéger leur cœur. Tout comme Klaus Friedrich avec sa margarine Pro-Activ. Ces aliments enrichis en stérols végétaux, abusivement présentés comme des « produits miracle », séduisent les personnes désireuses de se prémunir des maladies cardiovasculaires. L'industrie pharmaceutique propose elle aussi ces substances d'origine végétale. Elles sont produites par de grands groupes agro-chimiques américains ou par le géant de la chimie allemand, BASF. Les multinationales de l'agroalimentaire les ajoutent ensuite à leurs margarines dont elles vantent les bienfaits pour le cœur. Pourtant, ce sont précisément ces substances qui posent un risque cardiovasculaire aux personnes dont le cholestérol est normal.

C'est ce qui ressort de l'étude menée sur les souris. Restait à fournir la preuve que le même phénomène se produisait chez les humains. Weingärtner réalise alors une étude portant sur 82 patients qui devaient être opérés du cœur pour une sténose aortique. Chez 10 patients consommateurs réguliers de margarine enrichie en stérols végétaux, il trouve une concentration élevée de stérols dans les valves aortiques.

Le jeune cardiologue et ses collègues ont publié leurs conclusions dans des revues scientifiques de renommée internationale telles que le *European Heart Journal* et le *Journal of the American College of Cardiology*.

— Nous étions les premiers, dit Weingärtner.

Il n'est pas le seul à s'être saisi de la question. Ses travaux ont souvent été cités et d'autres scientifiques sont arrivés à des conclusions similaires. Une étude réalisée par le professeur Gerd Assmann de l'université de Münster, connue sous le nom d'étude PROCAM (Prospective Cardiovascular Münster), menée sur 159 hommes coronariens *versus* 318 hommes témoins a montré une augmentation du risque d'infarctus (multiplié par trois) chez ceux qui présentaient un taux élevé de sitostérols. Il s'agissait là d'hommes que les aliments enrichis en stérols végétaux étaient censés protéger ! D'autres études réalisées en Finlande, au Canada et en Pologne sont venues confirmer ces résultats.

Le professeur Daniel Teupser, de Leipzig, s'appuyant sur les résultats de ses propres recherches, souligne le lien entre la consommation de phytostérols et le risque accru de développer une maladie cardiovasculaire.

— D'après les résultats de notre étude, il est préférable de ne pas consommer d'aliments enrichis en stérols végétaux.

L'Institut fédéral allemand d'évaluation des risques alimentaires (BfR) déconseille aux personnes ayant un cholestérol normal de consommer des aliments enrichis en stérols végétaux qui peuvent « avoir des effets négatifs sur la santé ». Le nom « Pro-Activ » n'apparaît pas dans cet avis, pas plus que celui d'autres produits achetés par les consommateurs pour protéger leur cœur. En 2014, l'Agence nationale de sécurité sanitaire de l'alimentation, de l'environnement et du travail (Anses) a publié un avis dans lequel on peut lire : « L'Anses adopte les conclusions du CES "Nutrition humaine", qui estime que les données actuellement disponibles ne permettent pas de considérer, sur le plan de la santé publique, les aliments enrichis en phytostérols/stanols comme un moyen de prévention des maladies cardiovasculaires. »

L'Union européenne sait, elle aussi, que des produits tels que la margarine Pro-Activ peuvent avoir des effets nocifs. C'est pourquoi la Commission a publié un règlement, le n° 608/2004 qui stipule que : « En tout état de cause, la composition et l'étiquetage des produits doivent être tels qu'ils permettent aux utilisateurs de limiter leur consommation à 3 grammes par jour au maximum de phytostérols/phytostanols. » Plus loin on peut lire : « Il est signalé que les patients sous hypocholestérolémiants sont invités à ne consommer le produit que sous contrôle médical. » Et enfin : « Il est signalé de façon visible et lisible que le produit peut ne pas convenir du point de vue nutritionnel aux femmes enceintes et allaitantes et aux enfants âgés de moins de cinq ans. »

Ces mises en garde ont bien été ajoutées mais :

— Malheureusement personne ne les lit, déplore Birgit Niemann du BfR.

C'est sans doute lié au fait que ces instructions sont pratiquement illisibles, écrites en petits caractères et souvent reléguées au dos de la barquette en plastique. De plus, dans les publicités publiées dans les journaux, aucune mention n'est faite d'un potentiel risque pour les personnes qui n'ont pas de cholestérol.

La plupart des consommateurs ignorent tout du risque auquel ils s'exposent. D'après une étude réalisée par le BfR, à peine la moitié des consommateurs interrogés présentait un taux de cholestérol élevé. Chez 36 % d'entre eux, le conjoint ou la conjointe consommait aussi ces produits enrichis en stérols végétaux. Et dans 29 % des foyers, les enfants étaient autorisés à en manger ! Seuls 55 % des consommateurs achetaient le produit pour son « effet » sur le cholestérol. Pour les autres, il s'agissait surtout de compenser leur mode de vie pas très sain. Certains consommateurs l'achetaient pour leur goût ou parce qu'ils avaient vu un spot publicitaire.

Le BfR sait donc pertinemment que les utilisateurs, qui présentent un taux de cholestérol normal, consomment des margarines enrichies en stérols végétaux alors même que le produit peut avoir un effet nocif sur eux. Des millions de personnes sont en danger dans le monde en achetant des produits au supermarché qui, en réalité, ne leur sont pas destinés.

— Les résultats de cette étude sont explosifs, dit la plus haute autorité d'évaluation des risques alimentaires d'Allemagne.

D'après le BfR, ce sont précisément les consommateurs soucieux de préserver leur santé cardiovasculaire qui se mettent en danger en consommant des margarines et d'autres produits censés protéger leur cœur. Malheureusement, dans les avis rendus par le BfR, aucun nom de marque n'est cité. La margarine Pro-Activ n'apparaît nulle part, pas plus que les autres alicaments. Les consommateurs allemands ignorent donc contre quoi on les met en garde et continuent à prendre des risques en consommant une margarine prétendument « bonne pour le cœur ».

Le manque de moyens des autorités régulatrices nuit au bout du compte à la santé publique. Il n'est pas question de remettre en cause la qualité de leur travail. Elles mènent des recherches approfondies, évaluent les risques et les bénéfices des produits en se fondant sur les résultats d'études scientifiques.

Néanmoins, elles disposent de moyens beaucoup trop limités pour porter à la connaissance des consommateurs le fruit de leurs enquêtes. Même quand il s'agit de mettre en garde les consommateurs contre des produits qui, loin d'avoir l'effet protecteur qu'on leur attribue, présentent un risque réel, ces autorités n'ont pas le droit de divulguer le nom de la marque.

D'où un déséquilibre certain. En effet, les géants de l'agroalimentaire clament haut et fort le nom de leurs produits dont ils vantent les bienfaits à grand renfort de publicités dans le monde entier. Ils en ont les moyens.

Les budgets publicitaires des multinationales de l'agroalimentaire s'élèvent à des millions d'euros. Les dépenses publicitaires d'Unilever en Allemagne représentent le double du budget total de l'Institut fédéral allemand d'évaluation des risques alimentaires avec ses 750 collaborateurs. Pour atteindre efficacement ses groupes cibles, Unilever fait appel à plusieurs agences de relations publiques qui se chargent ensuite de bombarder les rédactions des magazines féminins et santé d'informations commerciales.

Le BfR est beaucoup moins bien armé.

— Nous n'avons pas d'agences de relations publiques, nous n'avons pas non plus le droit de faire de la publicité, précise Suzan Fiack, qui dirige le service de presse.

Neuf personnes y travaillent, dont quatre à mi-temps. L'Institut ne dispose que de 200 000 euros par an pour ses publications. Ainsi, les clients des supermarchés ignorent tout des réserves de la plus haute autorité d'évaluation des risques alimentaires de leur pays. Ils ne savent pas qu'elle leur déconseille vivement de consommer le produit qu'ils s'apprêtent à choisir au rayon frais, ils ne se doutent pas que d'après elle, ce produit enrichi ne devrait même pas être commercialisé à cause des substances dangereuses qu'il contient. Mais comment stopper l'avalanche maintenant qu'elle est déclenchée ? Que pèse une autorité d'évaluation des risques face à des géants de l'agroalimentaires sur un marché global ?

Il existe déjà une multitude de matières grasses à tartiner, de sauces de salade, de boissons lactées ou au soja, de fromages, de pains et de yaourts enrichis aux stérols végétaux.

L'autorité européenne de sécurité des aliments a reçu soixante-dix demandes de validation, dont une de Coca-Cola pour un jus de fruits à base de phytostérols.

Klaus Friedrich pourrait bien ne pas être la seule victime. Après son opération du cœur, il est rentré à la maison rapidement.

— Pas de cure, rien, il se sentait très bien. Il n'avait plus aucune douleur, il n'était plus essoufflé en marchant… jusqu'au bout, nous dit sa veuve.

Pourtant le corps avait trop souffert. Il le savait.

— J'ai toujours peur. Les parois de mes artères pourraient encore s'encrasser, disait Klaus Friedrich quelques mois avant sa mort.

À la fin, tout est allé très vite. C'était un dimanche soir. Ils avaient regardé un peu la télé avant d'aller se coucher. Mme Friedrich a alors remarqué que quelque chose ne tournait pas rond.

— Le soir quand on est sortis de la salle de bains, j'ai constaté que mon mari ne parvenait plus à parler correctement. Il bredouillait. J'ai immédiatement appelé notre médecin traitant. Il n'a pas mis dix minutes pour venir. Il a tout de suite compris que mon mari avait fait un AVC. S'il avait survécu, il aurait eu de lourdes séquelles. Mon mari est décédé le lundi soir à 23 heures.

Les causes exactes de la mort ne sont pas connues.

— On ne sait pas vraiment ce qui a provoqué cet AVC. Il est possible que ce soit en lien avec la prothèse valvulaire, a dit le médecin traitant.

En effet, les patients porteurs d'une prothèse valvulaire sont exposés à un risque important d'AVC dans les années qui suivent la pose. À l'époque, M. Friedrich n'avait pas eu le choix. Il avait dû se faire opérer pour remplacer sa valvule présentant des dépôts par une prothèse. Des dépôts provoqués par sa consommation régulière de margarine enrichie aux stérols végétaux.

On ne peut pas totalement exclure que l'AVC et le décès de Klaus Friedrich aient été indirectement provoqués par sa consommation de margarine Pro-Activ.

Il s'agit là d'un simple soupçon.

— Il n'y a naturellement aucune preuve pour étayer cette hypothèse, précise le docteur Weingärtner.

Cet AVC, survenu des années plus tard, peut avoir toutes sortes de causes. Et le lien entre la prothèse valvulaire et les substances contenues dans la margarine Pro-Activ est purement statistique.

— Le lien de cause à effet n'a pas été formellement établi, dit le docteur Weingärtner.

On ne saura jamais avec certitude si Klaus Friedrich a bien été victime de sa consommation de margarine à base de stérols végétaux. Il est cependant certain que ces substances participent à l'encrassement des vaisseaux et des valvules aortiques.

Malgré les éléments à charge qui s'accumulent contre ces produits enrichis, le groupe Unilever soutient que « d'un point de vue scientifique, aucun élément ne permet de mettre en évidence des effets négatifs sur la santé ». Le groupe agit pourtant en parfaite connaissance de cause. D'après un porte-parole de l'entreprise, les réserves émises par différentes autorités de sécurité des aliments ne sont pas pertinentes. La mort de Klaus Friedrich nous montre que les consommateurs en bonne santé sont désormais en danger. Ils constituent un nouveau groupe à risque. Ils ne sont pas forcément exposés à un danger mortel mais pourraient très bien tomber malades en consommant ces « produits miracle » sous forme de comprimés, gélules ou poudres. Leur but est de préserver leur santé alors qu'au fond ils la compromettent.

La liste des effets négatifs de ces produits supposés sains est longue et impressionnante : infarctus, AVC, surpoids et les maladies qui en découlent, fractures, dysfonctions sexuelles pouvant aller jusqu'à l'impuissance, stérilité, troubles du développement chez l'enfant, dépressions, agressivité envers soi-même et les autres.

Le cardiologue Weingärtner critique une législation qu'il juge insuffisante car elle ne protège pas assez les consommateurs.

— Les effets indésirables ne sont signalés nulle part. Il n'existe aucune procédure permettant de retirer du marché des produits présentant un risque. Il n'y a aucune évaluation du produit (efficacité, sécurité) sur l'homme. Il est tout à fait regrettable que l'industrie agroalimentaire ne soit pas soumise aux mêmes obligations que l'industrie pharmaceutique. Avant de commercialiser un produit, il faudrait, comme pour les médicaments, réaliser une série d'études cliniques afin de vérifier son efficacité et de détecter d'éventuels effets indésirables.

Ce ne sont pas uniquement ces « alicaments » et notre manque total de recul par rapport à leur efficacité ou à leur dangerosité qui posent problème, nous courons aussi le risque de voir sombrer dans l'oubli des recettes ancestrales, dont les bienfaits pour la santé ne sont plus à démontrer. En effet, le marché ne cesse de s'élargir pour les nouveaux produits, la publicité est de plus en plus tapageuse.

Un grand classique, connu dans le monde entier sous différentes variantes, est en train de revenir en grâce : le bouillon de poule. Ses bienfaits curatifs et préventifs ont été scientifiquement prouvés.

Ingrédients pour un litre de bouillon environ : 2 litres d'eau, 1 poule, 1 oignon, 1 gousse d'ail, 2 ciboules entières, 1 pincée de gingembre moulu.

Préparation : Dans une marmite, faites revenir la poule (découpée en morceaux ou entière) avec l'oignon dans un peu d'huile. Versez l'eau jusqu'à ce que la viande soit complètement couverte. Portez à ébullition. Ajoutez une pincée de gingembre et l'ail grossièrement haché. À l'aide d'une écumoire, retirez l'écume grisâtre qui se forme à la surface. Laissez cuire à feu doux – l'eau doit juste frémir – et à couvert pendant deux ou trois heures. Une demi-heure avant de servir, ajoutez un peu de ciboule. Filtrez ensuite le bouillon dans une passoire fine.

Un tel bouillon n'a naturellement aucune chance face au marché global des « alicaments ». Pourtant, les scientifiques se sont intéressés à cette vieille recette et ont bel et bien constaté qu'elle avait des effets positifs sur l'organisme. Le bouillon de poule est très efficace contre les virus hivernaux, la grippe et le rhume. Nos grands-mères le savaient déjà. Les scientifiques ont donc cherché le principe actif, qui, dans cette préparation, permet de booster les défenses immunitaires. Des chercheurs japonais ont identifié deux peptides (dénommés, ce n'est pas une blague, MNVKHWPWMK et VTVNPYKWLP) responsables. Quant aux scientifiques chinois, ils ont pu, grâce à l'espionnage industriel, identifier des nanoparticules.

Il n'est donc pas exclu qu'ils parviennent à isoler ces nanoparticules, à les fabriquer artificiellement, pour confier ensuite leur commercialisation à un grand groupe. Et c'est ainsi que la poule et son bouillon seront transformés.

Ce détournement de recettes traditionnelles éprouvées, parfaitement adaptées au génotype des humains, pour créer de nouveaux produits constitue une menace pour la santé publique. Une menace d'autant plus forte que les nouveaux produits arrivent sur le marché à grand renfort de publicités dont on connaît l'impact sur les consommateurs qui croient pour la plupart aux promesses des industries agroalimentaires.

Les spécialistes qui font miroiter à leurs clients une longue vie et une beauté éternelle connaissent parfaitement l'impact de leurs promesses sur les plus crédules d'entre nous.

2

Sur la langue

Les prophètes de la beauté éternelle et leurs recettes hors de prix

C'est un endroit agréable pour participer à un séminaire consacré aux dernières évolutions d'une branche de la médecine très prometteuse. Un hôtel de luxe au bord de l'eau. L'hôtel relais *Sant'Emiliano* dans la petite ville de Padenghe – 4 300 habitants – au bord du lac de Garde, à une heure et demie de route de Milan. Quatre étoiles, un petit complexe avec des maisons basses aux toits couverts de tuiles, le tout du meilleur goût. On peut prendre le petit déjeuner sur la terrasse, avec vue sur la piscine et le lac. Il est encore tôt, les nuages stagnent au-dessus du lac, une bruine légère tombe.

Ils viennent de toute l'Allemagne. Sur le parking de l'hôtel, il y a des Porsche, une Jaguar cabriolet, un coupé Mercedes SLS. Les dames sont minces, l'une d'elles tout particulièrement. Une autre pourrait être le sosie de Victoria Beckham. Le look décontracté est de mise : eux portent des bermudas, des chinos. Elles, des jupes et des polos. L'un des jeunes docteurs est vêtu d'un pantalon cargo très cool, d'un tee-shirt aspect lin, un foulard noué nonchalamment autour du cou. Sa collègue en bleu pose son sac Louis Vuitton devant elle. D'abord sur la table du petit déjeuner, ensuite sur la table de la salle de réunion au sous-sol.

Ils sont tous médecins mais leurs patients ont une particularité : ils sont en bonne santé. Peut-être un peu frustrés par leur apparence, leur vie et l'avenir qui les attend. Ces médecins-là sont tout disposés à leur venir en aide.

Ils sont venus ici pour parler beauté et longévité. Ces spécialistes participent à un séminaire de la Société allemande de médecine préventive et anti-âge (Gesellschaft für Prävention und Anti-Aging-Medizin). Ils s'informent des derniers progrès en matière de médecine esthétique. Ils sont les pionniers d'une nouvelle branche de la médecine appelée à se développer considérablement. Le président de l'association prend la parole. Grand, les cheveux grisonnants, il arbore lui aussi une tenue décontractée. Le professeur Bernd Kleine-Gunk parle des rides. Il y en a toute une panoplie ! Les rides du sillon nasogénien, qui partent des ailes du nez jusqu'à la commissure des lèvres, les rides du lion qui se forment entre les sourcils sous le front, les rides des joues, les rides de la marionnette dites aussi plis d'amertume et bien d'autres encore. La bonne nouvelle, c'est qu'il existe des solutions pour les atténuer.

Kleine-Gunk passe en revue les différentes méthodes de traitement des rides. Du Botox, cette toxine qui lisse plus qu'il ne faudrait les zones jugées trop ridées, aux fillers, ces produits de comblement qu'on injecte, en passant par les crèmes antirides. Il parle aussi des hormones que seul un vrai médecin peut prescrire, les esthéticiennes n'étant pas habilitées à le faire.

— Nous avons l'exclusivité sur la prescription des hormones.

Tout naturellement, il enchaîne sur les perspectives commerciales.

— Le marché est énorme.

Les crèmes pour la peau généreraient à elles seules 12 milliards d'euros. Il détaille ensuite les nouvelles possibilités qui s'offrent aux médecins esthétiques. Il s'est associé à IHM, qui viendra les rejoindre plus tard. Un pionnier dans le domaine apparemment.

— C'est le professeur Huber qui a ouvert la voie, dit-il. Et j'ai une bonne nouvelle : il nous fait l'honneur de sa visite.

On distribue des brochures. Kleine-Gunk admet qu'il y a des risques.

— Nous avons aussi des avocats qui nous disent : « Surtout pas. »

Les hormones sont particulièrement délicates. Œstrogène, testostérone. Ça peut très vite influer sur la puissance sexuelle, dit le président. Comme ils utilisent des substances très actives sur des patients en bonne santé, ces médecins ne peuvent pas se passer des services de cabinets d'avocats.

Ces docteurs en tenue décontractée représentent la médecine sous son meilleur jour. On sort de leur cabinet plus beau que l'on n'est entré. C'est du moins ce qu'ils promettent. Ils sont là pour exaucer nos souhaits. Ceux qui les consultent n'y sont pas contraints et forcés. Ils viennent de leur plein gré parce qu'ils pensent que la vie pourrait être encore plus belle. Et durer plus longtemps aussi. Ils suggèrent à leurs patients des besoins qu'ils n'auraient jamais eus sinon. Ils sont les pionniers de la prévention des maladies. Les médecins anti-âge inspirent aux industries agroalimentaires de nouvelles promesses pour leurs produits prétendument sains.

Ce sont en quelque sorte des prospecteurs, ils cherchent de nouveaux secteurs économiques à conquérir. Ils préparent le terrain pour l'industrie agroalimentaire, l'industrie pharmaceutique, pour tous les acteurs de la branche qui se consacrent à la beauté éternelle, à la longévité, à l'optimisation de l'existence. Ils leur permettent d'engranger encore plus de bénéfices.

Les médecins anti-âge, en ouvrant la voie à de nouvelles promesses, donnent un peu l'illusion aux consommateurs que ces produits miracle sont sans risque. Il faut dire que c'est particulièrement alléchant : une jeunesse éternelle, une beauté qui ne se ternit jamais.

La beauté est principalement associée à l'apparence, pourtant les médecins esthétiques aiment à rappeler que beauté et santé sont étroitement liées et que la vraie beauté vient de l'intérieur. Le père de l'Église, saint Augustin, ne disait pas autre chose. « Bien tard, je t'ai aimée, ô beauté si ancienne et si nouvelle, bien tard je t'ai aimée, et voici que tu étais au-dedans et moi au-dehors, et c'est là que je te cherchais. »

Depuis saint Augustin, les choses ont malgré tout bien évolué. D'après Kleine-Gunk, les clients de la médecine anti-âge auraient désormais la possibilité d'influer sur leur destin. Ils pourraient se dire : « Je ne suis pas uniquement une créature, je suis aussi un créateur. »

Autrefois, la santé était intimement liée au destin, elle faisait partie de ces réalités sur lesquelles l'homme n'avait pas d'influence. Des puissances supérieures régissaient la vie sur terre, elles prenaient des formes différentes en fonction de l'orientation spirituelle, de l'époque ou de la région du monde. Elles décidaient du bonheur ou du malheur des êtres. Chez les Grecs, les dieux de l'Olympe conduits par Zeus déterminaient le sort des hommes. Dans l'Égypte ancienne, la santé était un don de Dieu, les maladies venaient de l'extérieur, elles étaient infligées par les dieux, les mauvais esprits, les mauvais sorts ou les vers. En tout état de cause, elles constituaient une forme de punition. Chez les chrétiens et les juifs, c'était Dieu, chez les musulmans Allah, chez les Hindous, le karma. Autrefois, quand une maladie se déclarait, on pensait à un châtiment divin. Avant, la santé c'était l'affaire de Dieu. Il décidait du déroulement de notre vie, des obstacles qui se présentaient sur notre route, des maladies et défaillances qui survenaient, de la durée de notre existence. Ne dit-on pas qu'on remet sa vie entre les mains de Dieu ? Mais Dieu a été remplacé par les gènes : ce sont eux qui décident de notre santé et de notre durée de vie.

Aujourd'hui, la santé est devenue une religion de substitution. C'est un nouveau culte : la beauté, le bien-être, la jeunesse éternelle. Ça remplace l'encens, les cierges, la vie éternelle. Ce qu'on veut, c'est vivre plus longtemps, rester beau éternellement ou pourquoi pas le devenir. Les médecins anti-âge sont les grands prêtres d'un nouveau culte où le corps représente ce qu'il y a de plus sacré. Ils sont tous réunis au sous-sol de l'hôtel de luxe sur les rives du lac de Garde. Et ils attendent justement la venue de celui qu'ils appellent eux-mêmes le « pape ».

Ils utilisent d'ailleurs l'image du temple antique pour décrire leur discipline. Un temple qui repose sur sept piliers : un mode de vie sain, une alimentation équilibrée, une activité physique régulière, un bon équilibre mental. Mais il y a aussi la supplémentation alimentaire, les vitamines et autres substances, le traitement hormonal substitutif et bien sûr le bistouri et la seringue.

La beauté serait un droit. Selon Marcus Düwell, directeur de l'Institut d'éthique de l'université d'Utrecht en Hollande, tout être humain doit être en capacité d'agir sur son apparence, c'est un droit moral. Ainsi, quand un homme ou une femme considère que son apparence le stigmatise socialement, on ne peut pas lui refuser la transformation physique qu'il demande.

La médecine part à la conquête de nouvelles sphères. Jusqu'à présent, elle prospérait en se concentrant, avec un certain succès, sur la guérison de maladies. Elle a conquis de nouveaux secteurs. Optimiser plutôt que réparer. Il ne s'agit plus uniquement de prévention mais de la concrétisation d'une certaine conception de la vie, un design de vie. Matthias Kettner, professeur de philosophie pratique à l'université de Witten-Herdecke, parle de « médecine qui exauce les souhaits ». La médecine curative se préoccupait avant tout de soigner les malades dans le but de les guérir. La médecine qui exauce les souhaits utilise des connaissances et un savoir-faire médical pour remplir des objectifs individualisés, elle se concentre sur la santé des bien-portants.

La médecine à la carte, voilà qui élargit considérablement le champ des possibilités. Les médecins anti-âge font monter la pression, avec leurs promesses de beauté et de longévité, ils poussent leur clientèle dans les bras des industries spécialisées dans l'optimisation, prêtes à exaucer les vœux de chacun. Ces industries présentent leurs produits dans les salons du monde entier. Elles exposent leur vision de la beauté, d'une vie meilleure, à Francfort, Madrid, São Paulo ou Shanghai.

Ou encore à Genève, au parc des expositions Palexpo, à côté de l'aéroport et de l'autoroute. D'immenses halls d'exposition, d'immenses portes. C'est ici qu'a lieu le salon de l'auto. L'industrie médicale et pharmaceutique y expose également sa vision d'une vie meilleure. De grands stands illuminés par des spots. Des prospectus, des murs de photos et des vidéos montrent les promesses d'une vie glorieuse. Des mères souriantes, des pères souriants, des enfants intelligents respirant la santé, des êtres en pleine forme, avec des os solides, des enfants sous des parapluies, immunisés contre les atteintes du froid et de la pluie tout comme les retraités rayonnants en combinaison de ski. Un homme et une femme avec des cheveux gris, heureux. Des Asiatiques sveltes faisant la promotion d'une pilule qui fait maigrir. Un père et ses deux fils. Il est vrai que c'est un marché mondial.

Tous les habitants de cette planète doivent savoir que la vie va être plus belle et surtout plus longue grâce à ces additifs qui enrichissent la nourriture. Les additifs rendent possible l'avènement d'un Nouveau Monde, affirment les producteurs de phytostérols, de vitamines, d'huile de poisson et les fournisseurs de bactéries vivantes.

La firme allemande Symrise est présente avec des additifs qui rendent intelligent (Actiplants Cognitive Rhodiola), tout comme Ajinomoto, le géant japonais du glutamate, qui produit aussi l'aspartame, l'édulcorant de synthèse. Danisco, la firme danoise, spécialisée dans les enzymes et les additifs, a un immense stand. Elle propose des additifs qui font maigrir mais aussi de « gentilles » bactéries pour favoriser le transit intestinal et de la phytostérine.

BASF, la plus grande industrie chimique du monde, s'est lancée dans la production de phytostérine depuis qu'elle s'est positionnée sur le marché des alicaments. La multinationale a réinventé la nourriture saine, elle a créé une marque qu'elle a protégée avec un jeu de mots particulièrement fin : Newtrition TM. Quant au slogan, il est tout aussi subtil : « *Eat. Feel. Live* » (« Manger. Sentez. Vivez »).

La firme ne se contente pas de fournir des matières premières aux industries agroalimentaires, elle propose également des produits finis aux consommateurs actifs, dynamiques, soucieux de préserver leur santé. BASF Nutrition ou la « décision saine ». BASF adapte la nourriture saine au rythme trépidant de notre époque. En particulier avec ses ampoules Shape Up qui permettent de maigrir rapidement. Quelques gouttes pour mincir. D'après les rédacteurs publicitaires, ce produit serait « idéal pour les actifs dont l'emploi du temps est particulièrement chargé et qui cherchent une solution pratique et savoureuse pour préserver leur santé ».

Tout aussi pratiques, les « stick-packs », un concept intelligent qui propose au consommateur des compléments alimentaires conditionnés en sachets : des vitamines et des acides gras oméga 3 sous forme de poudre à laisser fondre sur la langue. On peut aussi protéger son cœur en se procurant des sachets Wellness@heart. « Destinée à tous ceux qui souhaitent faire baisser leur taux de cholestérol, cette portion d'esters de stérols végétaux de la marque Vegapure a un délicieux goût de mandarine. » Succulent. Le tout présenté dans un sachet.

Avouez que c'est alléchant. Il suffit d'ouvrir le sachet et de laisser fondre le contenu sur sa langue. Un geste simple pour rester en bonne santé ! D'une facilité déconcertante. Que ceux qui tombent malades après ça ne viennent pas se plaindre. Ils l'auront bien cherché ! Ils devront se justifier. La police médicale va leur demander des comptes. Chargée d'évaluer les efforts de prévention fournis par les citoyens, elle veille à ce que chacun fasse le nécessaire pour rester en bonne santé. Celui qui s'y refuse se rend coupable. Coupable de ne rien avoir fait pour sa santé. Coupable envers la société car il contribue au déficit de la sécurité sociale en tombant malade.

Rassurez-vous, la police médicale n'existe pas. Pas encore. Longtemps elle n'a été qu'une idée. Une idée des Lumières. De Gottfried Wilhelm Leibniz (1646-1716) par exemple, considéré comme le dernier esprit universel. Leibniz disait : « Tout être humain possède la faculté de mener une vie raisonnable. » Leibniz, né à Leipzig, correspondait avec des érudits de toute l'Europe. La police médicale pour améliorer la prévention des maladies n'était qu'une idée parmi d'autres. « En me réveillant, j'avais déjà tellement d'idées qu'une journée n'aurait pas suffi à toutes les noter. »

Leibniz, philosophe et scientifique célèbre, a imaginé une machine à calculer, un appareil pour déterminer la vitesse du vent, il a conçu les plans d'un sous-marin, a réfléchi à des solutions pour améliorer les serrures. De plus, il a imaginé un câble sans fin pour l'extraction de minerai. Il est entré dans l'histoire des mathématiques comme inventeur du critère de convergence des séries alternées (règle de Leibniz). Il conseillait aux médecins d'user du microscope et du thermomètre, il a créé une caisse pour les veuves et les orphelins. Et il était docteur en droit civil et en droit canon. Ses projets pour la prévention des maladies semblent être en lien avec cela. La santé est pour lui « le plus précieux des biens terrestres ». Pour la préserver, il faut prévenir les maladies. Il préconise l'étatisation des services de santé, la création d'un Conseil de santé étatique. Gottfried Wilhelm Leibniz est l'inventeur des « confessions médicales » que les médecins sont chargés de recueillir. Il leur conseille de procéder à des dépistages systématiques, d'instruire les patients, de leur enseigner les bonnes habitudes alimentaires. Il souhaite qu'on crée un grand inventaire encyclopédique. « Je vois donc, souligne-t-il, que nous n'aurions rien de trop en matière de médecine, si nous avions mille fois plus d'observations circonstanciées. » Il encourage les médecins à dresser des statistiques, à suivre l'évolution des épidémies, à multiplier les expériences scientifiques.

Toutefois, il n'est pas le seul à avoir prôné la création d'une police médicale. Johann Peter Frank, médecin hygiéniste allemand, a repris ce concept et décrit les attributions de ce corps de fonctionnaires médicaux dans une œuvre en six volumes, *System einer vollständigen medicinischen Polizey, 1779-1819.* Plus récemment, la ZDF, la deuxième chaîne publique allemande, a créé une émission s'inspirant de cette idée. Elle a été diffusée en 2007. Le communiqué de presse en décrivait le principe : « Nous sommes nombreux à redouter de vieillir prématurément. La Police médicale vous propose son aide. Elle se présente chez vous sans prévenir et vous pose des questions qui fâchent : Ton mode de vie te permet-il de rester en bonne santé et de vivre longtemps ? Qu'est-ce que tu peux faire pour changer ? Comment y parviens-tu ? Réussis-tu à tenir tes engagements sur le long terme ? » Telles sont les questions de la confession médicale. Le groupe d'intervention rapide de la police médicale est dirigé par un médecin, comme chez Leibniz, la docteure Annette Hill, secondée par un coach sportif et un cuisinier. « Elle passe à l'improviste et évalue sur place, à l'aide de son laboratoire mobile, l'état de santé des participants. » Un examen qui a des conséquences. Les candidats doivent promettre solennellement de changer leurs habitudes en appliquant les prescriptions de la police médicale. Ils sont placés sous surveillance pendant cent jours. Au terme de ces cent jours, le verdict tombe : échec ou succès ?

Échec ou succès. Autrefois, c'était plus simple lorsqu'il y avait encore le destin et qu'on n'était pas responsable de tout. « La maladie n'est plus une fatalité », dit-on aujourd'hui. Et c'est vrai que dans l'absolu, ça sonne plutôt bien. Pourtant, plus il y a de possibilités de prévenir les maladies et de retarder les premiers signes de l'âge, plus la pression s'intensifie. Chaque individu se voit presque contraint d'appliquer les nouvelles solutions.

Pour les médecins anti-âge, c'est naturellement une aubaine. Ils se tiennent prêts. Il est bientôt midi, au lac de Garde, quand l'un des organisateurs du colloque annonce son arrivée. Les nuages du matin qui s'amoncelaient au-dessus du lac ont disparu. La bruine a cessé. La piscine est d'un bleu éclatant. Un décor, paradisiaque : des palmiers, des pins, des parasols bleus assortis au ciel. On voit même les montagnes en toile de fond. Des yachts ont fait leur apparition sur le lac. Une brise légère souffle. Deux petits garçons barbotent dans l'eau, surveillés par leur mère, en bikini, au bord du bassin. Les médecins se sont installés sur la terrasse devant l'hôtel et parlent de la vitamine E et des solutions pour faire baisser la tension artérielle. Il y a un buffet avec des amuse-gueules.

Le professeur Johannes Huber, attendu comme le messie, arrive enfin. On ne peut pas vraiment dire qu'il en impose, physiquement. Il arrive tout droit de Vienne. Il dirige le département endocrinologie et gynécologie d'une clinique. Le professeur Huber est très occupé.

— En juin, je suis allé trois fois à Rome. Chaque semaine, j'interviens dans un colloque quelque part.

Il écrit des livres sur les hormones et les gènes, sur la fin du vieillissement. Il a publié des articles dans des revues scientifiques de renommée internationale comme le *New England Journal of Medicine*.

— Tout le monde connaît le professeur Huber de Vienne.

C'est ainsi qu'on le présente. Sa conférence commence à quinze heures. Il s'installe au pupitre, ouvre son ordinateur portable, parle avec un léger accent viennois. Quand on lui pose des questions, il répond fort aimablement, se montre charmant et enjoué, n'est pas avare de compliments. Ils sont gentils entre eux, les médecins anti-âge. Ils n'ont pas de problèmes de rides apparemment.

— La médecine que nous pratiquons n'a plus guère de points communs avec la médecine enseignée à l'université.

Huber évoque les dernières découvertes en matière de médecine anti-âge. La chimioprévention qui vise à réduire les risques d'apparition des cancers. Il s'agit d'administrer des vitamines ou d'autres substances produites en laboratoire pour prévenir la maladie.

— Chacun porte à partir d'un certain âge son carcinome. C'est le cas par exemple pour le cancer du sein. Il commence vingt ans avant que la femme ne s'en rende compte. C'est un mal insidieux, qui ne se remarque pas. Quand la maladie se déclare franchement, qu'on la diagnostique, il est souvent trop tard. Il existe désormais des méthodes pour identifier les stades préliminaires, des substances qui permettent de stopper l'évolution du mal, des moyens simples qui sont apparemment efficaces. Ce sont des possibilités intéressantes qu'il ne faut pas négliger.

Il y a par exemple le DFMO (le difluorométhylonithine), déjà connu pour bloquer la croissance des cellules cancéreuses. Johannes Huber évoque ensuite les dernières découvertes américaines concernant les super-fruits. Il parle aussi de onze légumes particulièrement intéressants dont le brocoli, le chou de Milan, le chou-fleur, le radis, le raifort, l'ail et bien sûr le gingembre. Il décrit les différents principes actifs comme le sulforaphane, présent dans le brocoli et connu pour son activité anti-oxydante, anti-inflammatoire ou l'enzyme mynosinase présent dans le raifort. Ou encore, de l'inositol, la vitamine B7. Et des légumineuses.

Les fruits auraient une influence sur l'épigénétique. C'est la nouvelle science qui étudie la modification de l'expression des gènes (activation ou inhibition) en fonction de l'environnement direct. Huber a déjà écrit un livre là-dessus. Il parle du lycopène présent dans les tomates, relate les résultats d'une étude menée sur des hommes de Tobago présentant un risque élevé de cancer de la prostate et ayant reçu une supplémentation en lycopène.

— Un homme qui veut faire quelque chose pour sa prostate devrait opter pour le lycopène et le curcuma.

Le professeur Huber passe en revue toutes les substances et principes actifs. L'efficacité de nombreuses substances a été prouvée, sur l'hémogramme en général, pas sur l'homme. Ça paraît incroyablement compliqué, mais le professeur Huber s'y connaît. Et grâce à lui, tout paraît simple. Onze fruits, quelques gélules et tout est à vendre naturellement.

Il n'est pas certain que ces produits soient utiles aux personnes qui les achètent. Peut-être sont-ils même nocifs. Une chose est sûre cependant : ce commerce fait prospérer des secteurs entiers de l'industrie. D'ailleurs, le professeur Huber est à la tête d'une PME. Le matin, il est toujours à l'université de Vienne. L'après-midi à quinze heures, il consulte dans son cabinet de la Prinz-Eugen-Strasse. Un bâtiment cossu.

Ils font tous leurs petites affaires. Le professeur Huber a créé une entreprise avec le président de l'association anti-âge, le professeur Kleine-Gunk. Kleine-Gunk est aussi accessoirement gynécologue au Metropol Medical Center à Nuremberg. La dermatologue Eva-Maria Meigel exerce à Hambourg dans un centre de dermatologie esthétique et de cosmétologie orthomoléculaire.

Ce n'est pas rien d'embellir le monde et d'allonger la durée de vie. Un vaste programme. Les géants de l'agroalimentaire l'ont bien compris. Ils se sont tous dotés de centres de recherche ultra-performants. Ainsi Danone a son centre à Palaiseau, près de Paris. 750 collaborateurs originaires de 25 pays font des recherches sur la nouvelle nourriture dans la capitale mondiale de la gastronomie. Le producteur de margarines Unilever a ouvert plusieurs centres d'excellence dont un à Flardingue aux Pays-Bas pour les émulsions structurées. 225 chercheurs travaillent pour Unilever à Dijon, capitale de la moutarde, et à Englewood Cliffs dans l'État du New Jersey. Ils planchent toujours sur une matière grasse à tartiner contre les infarctus. Nestlé a aussi son centre de recherche, au bord du lac Léman, à Vers-chez-les-Blancs. Ce site compte 330 laboratoires et près de 800 salariés. En 2012, la firme a ouvert l'Institute of Health Sciences sur le campus de l'École polytechnique fédérale de Lausanne.

Nestlé s'est aussi fixé pour objectif d'embellir l'humanité. Le géant de l'agroalimentaire a créé en 2002 une joint-venture avec le groupe français de cosmétiques L'Oréal. Leur entreprise commune, appelée Innéov, était spécialisée dans les compléments alimentaires à visée cosmétique. Après la dissolution de la joint-venture en 2014, Nestlé a repris quelques mois plus tard son activité sur les compléments alimentaires, mais seul cette fois. La gamme Innéov se décline en plusieurs produits. Innéov anti-âge fermeté, Innéov masse capillaire, Innéov peaux sèches, Innéov solaire intégral.

Innéov anti-chute hommes est un complément alimentaire qui freine la chute des cheveux. Parmi les composants, on trouve de la taurine, un acide aminé également présent dans les boissons Red Bull ; des polyphénols de thé vert lequel a décidément d'innombrables vertus ; des polyphénols de pépins de raisins pour les amateurs de vin de la vieille école et enfin des phytostérols de pin.

Les phytostérols. Vous savez, ces stérols végétaux présents dans la margarine et censés protéger le cœur quand en réalité ils bouchent les artères ! Des phytostérols dont la consommation est déconseillée par l'Institut fédéral allemand d'évaluation des risques alimentaires. Et voilà qu'on les retrouve dans des gélules apparemment inoffensives contre la chute des cheveux.

Y a-t-il une mise en garde spéciale sur l'emballage ? Qui a autorisé la commercialisation de ce produit ? Nestlé se réfère à une décision de l'Autorité européenne de sécurité des aliments selon laquelle ces additifs peuvent être consommés sans risque. Il a fallu présenter aussi un modèle d'étiquette à l'Office fédéral de protection du consommateur et de sécurité alimentaire. De plus, l'entreprise assure que tous les produits de la gamme Innéov sont soumis à des évaluations rigoureuses avant que leur efficacité ne soit testée au cours d'une étude clinique et qu'ils ne soient commercialisés. Alors, pourquoi faudrait-il ajouter des mises en garde ?

Le nouveau monde de l'alimentation fonctionnelle, de la beauté immuable, des moyens magiques pour accéder à la jeunesse éternelle a de toute évidence ses vices cachés. Et les victimes ne sont pas uniquement ces dames du gratin avec leurs lèvres gonflées comme les boudins d'un bateau pneumatique et à qui le professeur Kleine-Gunk distribue des sourires au lac de Garde. Ni cette starlette du porno, qui après une énième opération des seins, ne s'est tout simplement pas réveillée.

Parmi les victimes du design de vie, on compte aussi tous ceux qui ne sont même pas venus au monde, parce qu'ils ont été exclus avant même la naissance. Avec le dépistage précoce lors du diagnostic prénatal, 96 % des fœtus chez qui on a décelé une trisomie 21 ne voient jamais le jour. Les parents choisissent l'avortement. Comme si c'était irresponsable de mettre au monde un enfant handicapé.

— La vie est devenue un produit qu'on peut commander, examiner, interrompre, jeter, dit Giovanni Maio, directeur du Centre d'éthique interdisciplinaire de Fribourg.

Les êtres humains sont désormais victimes des nouvelles possibilités. Pourtant, ils sont beaucoup plus libres qu'avant. Ils peuvent décider eux-mêmes de leur vie. Il n'y a pas de véritable police médicale. Malgré tout, les malades sont bien souvent obligés de se justifier – on demande implicitement au malade pourquoi il n'a pas fait assez attention à sa santé.

Même les bien-portants doivent rendre des comptes. On les somme de prévenir les maladies, de masquer les premiers signes de vieillesse. Si je choisis de ne pas me teindre les cheveux, on me demandera sans cesse pourquoi je les laisse grisonner. Si j'ai des rides, on me comparera avec la voisine qui a fait des injections de Botox. Si je mange mon jambon sans enlever le gras autour, on me dira « Ne viens pas te plaindre si tu as des kilos en trop après ça ».

Et le corps, dont l'être humain, devenu créateur, voulait disposer librement, se voit dépossédé de son pouvoir. En effet, à force de vouloir répondre aux nouvelles exigences, à force de chercher à vivre sainement, nous laissons notre corps nous échapper. Comme l'a souligné le sociologue anglo-polonais Zygmunt Bauman, nous étions autrefois dans une société de « producteurs ». Les producteurs devaient être forts. Mais à l'ère solide des producteurs s'est substituée l'ère liquide des consommateurs. La forme et la composition de notre corps sont désormais définies par les produits proposés dans les supermarchés. Ce sont les substances brevetées par les différents fabricants qui déterminent la nature de notre corps.

— À l'avenir, nous aurons certainement un « homme » Nestlé, un « homme » Danone, dit le professeur Maximilian Ledochowski, du service Nutrition de l'hôpital d'Innsbruck.

Si vous cherchez à manger sainement afin de prévenir toute maladie, vous devrez vous soumettre aux prescriptions en vigueur. Votre taux de cholestérol sanguin, votre flore intestinale, vos seuils de vitamines devront être conformes aux taux officiels sinon vous serez condamné à avaler gélules, poudres et matière grasse à tartiner anticholestérol pour vous mettre à niveau. Le culte de la santé nous impose ses lois, décide, en s'appuyant sur l'état actuel des connaissances scientifiques, de ce qui est bon ou mauvais pour nous. On a ainsi décrété que les graisses étaient mauvaises pour nous et aussitôt les produits allégés sont apparus. On a établi des valeurs normatives pour le sang et les nutriments. Les produits estampillés sains se basent sur ces valeurs normatives. Sauf qu'ils ont fait naître de nouveaux risques pour la santé.

Quand les bien-portants consomment des substances très actives alors qu'en réalité ils n'ont aucune carence ou aucun besoin particulier, ces substances peuvent nuire à l'équilibre du corps.

Celui que la communauté des médecins anti-âge attendait comme le messie ne semble pas vraiment se soucier des normes et bizarrement, il n'utilise pas les possibilités à sa disposition. Une fois sa conférence terminée, il s'assoit à la terrasse de l'hôtel et profite de la vue sur le lac de Garde. Naturellement, il sait parfaitement ce qui est bon pour lui et il est un peu coquet. Il mesure un mètre quatre-vingts pour soixante-dix-huit kilos, un peu trop à son goût. Il aimerait maigrir, il vise les soixante-douze. Ressent-il parfois la pression de la beauté à tout prix ?

— Je souhaite naturellement montrer l'exemple. Mes cheveux ont tendance à grisonner un peu trop vite. Depuis deux ou trois ans. Ça m'inquiète.

Il porte un costume gris Christian Dior, une chemise rayée avec un col contrasté et une cravate rouge, des boutons de manchette dorés et des chaussures onéreuses. Et au poignet une vieille montre. De la marque Milius.

— Rien d'extraordinaire, dit-il. Je ne me laisse pas définir par la montre que je porte ou la voiture que je conduis.

— Et quelle voiture conduisez-vous ?

— Une Mercedes Classe S. Le plus petit modèle, pour des raisons de sécurité.

— Monsieur Huber, que faites-vous pour rester en bonne santé ?

— Ce que je fais pour vivre plus longtemps ? Je ne fais rien du tout. Je ne mange pas beaucoup et quand je peux, je renonce au repas du soir. Moins manger, c'est le seul moyen de vivre plus longtemps. C'est le cardinal viennois, monseigneur König, qui m'a mis sur la voie. Le soir, il ne prenait pas de repas et il a vécu jusqu'à quatre-vingt-dix-huit ans. *Dinner Cancelling* : à vingt-deux heures vous devez avoir des douleurs. Des crampes d'estomac, des maux de tête.

— Et sinon ?

— Je bois beaucoup de thé vert. Je mange de l'ail. Je médite tous les jours dix minutes. Je fais au moins vingt-cinq minutes de sport quotidiennement. Je cours.

— Et les tests génétiques ?

— Je ne suis pas fou.

— Le test PSA pour la prostate ?

— Non merci, pas pour moi.

— Des vitamines ?

— Non.

— Et vous n'avez pas besoin de plus ?

— Non.

— Qu'est-ce que vous en savez ?

— C'est ma voix intérieure qui me le dit.

— Des compléments alimentaires ?

— Je ne prends que des acides gras oméga 3. Quand on se contente de prendre ce que l'évolution a inventé et qu'il s'agit de produits naturels, on peut partir du principe qu'il n'y a pas d'effet secondaire.

Une information surprenante. L'évolution a inventé l'escalope viennoise (la Wiener Schnitzel) pour les Viennois comme le professeur Huber. Les bienfaits pour la santé de cette fameuse escalope n'ont pas encore été étudiés. Mais c'est une recette qui a fait ses preuves bien au-delà des frontières de l'Autriche. À Vienne, naturellement, on la prépare uniquement avec de la viande de veau.

Ingrédients : Une escalope de veau (fine), un jaune d'œuf, farine, sel, poivre, chapelure.

Préparation : Enrobez l'escalope de farine, puis ajoutez une pincée de sel et de poivre avant de la plonger dans un jaune d'œuf battu avec un peu d'eau. Enrobez ensuite de chapelure blanche. Poêlez l'escalope avec un peu de beurre, à feu moyen, jusqu'à ce que la chapelure prenne une belle couleur dorée. C'est plus compliqué qu'il n'y paraît. Servez avec des tranches de citron et une salade de pommes de terre.

Une telle escalope viennoise déclenche immédiatement un sentiment de bien-être. Il est sans doute possible de démontrer scientifiquement ses bienfaits pour le corps. Alors, pourquoi les assurances ne rembourseraient-elles pas l'escalope ?

Un homme du nom d'Arend Oetker préconisait la création d'un bonus de l'assurance maladie pour les personnes consommant des produits adaptés à la demande et optimisés. Arend Oetker est le grand-oncle d'August Oetker, il est donc membre de la famille du Dr. Oetker et c'est une grande pointure de l'industrie agroalimentaire. Il ne pensait pas à l'escalope viennoise mais plutôt aux nouveaux produits alimentaires industriels.

Bizarrement, ces alicaments ne sont pas forcément considérés comme des produits miracle par les assurances.

Elles les voient plutôt comme de nouveaux risques à prendre en considération.

3

Derrière la façade

La nourriture saine : un nouveau risque pour les assurances ?

Ils s'occupent des grands risques de la planète : les séismes, les accidents nucléaires, les inondations. Ils gèrent les catastrophes financières qui menacent de précipiter l'économie mondiale dans l'abîme. Ils couvrent aussi les nouveaux domaines de la médecine comme la génétique.

Une vie consacrée à l'évaluation et à la gestion des grands risques est sans doute plus supportable dans un bel environnement. Wolfgang Fraenk et ses collègues travaillent dans un lieu très agréable : meubles de bureau onéreux, fauteuils design, une cafétéria avec vue sur les jeux d'eau. Et le tout entouré d'une immense façade verte, une « haie mouvante » de vigne vierge et de glycine. Tout est lumineux, ouvert, transparent.

C'est la plus grande compagnie de réassurance du monde pour les assurances vie et les assurances maladie : la Swiss Re. Les réassurances paient quand les dommages sont trop importants pour qu'une simple compagnie d'assurances puisse les endosser. Chez Swiss Re, on accorde beaucoup d'importance à l'architecture. Comme ici, dans la succursale au nord de Munich où Wolfgang Fraenk a son bureau, ou bien autrefois dans la célèbre succursale de Londres, ce bâtiment à la structure en forme de cigare, surnommé le cornichon et revendu depuis.

Wolfgang Fraenk a une mission bien particulière : évaluer les grands risques. La réassurance suisse intervient dans le monde entier. Fraenk travaille avec ses collègues à Zurich et à Londres. Les risques, c'est leur affaire pour ainsi dire. Et comme l'objectif ultime, c'est de réaliser des bénéfices, ils doivent identifier très rapidement les nouveaux risques.

Depuis peu, Wolfgang Fraenk et ses collègues s'occupent des dangers qui peuvent résulter de la nourriture saine, vendue à grande échelle sur toute la planète.

Il porte des lunettes sans monture, une chemise grise élégante, un jean de marque et des baskets. Il a préparé un document. Il montre des cercles, des cases, des photos. Il est question de sa fonction dans le processus. Il est *Vice President Products Underwriting.* « *Underwriting* », c'est bien plus qu'une simple signature. Fraenk et ses collègues préparent les contrats. Ils doivent donc parfaitement connaître les risques. Ses domaines de compétence : la pharmacie, les produits médicaux, les erreurs médicales, les aliments. Et même la nouvelle nourriture saine ou, dans le jargon des experts, la « *Functional Food* », la nourriture fonctionnelle.

Wolfgang Fraenk est ingénieur des risques et accessoirement docteur en chimie. Autant dire qu'il est parfaitement qualifié pour évaluer les dangers que peuvent représenter les additifs chimiques. Un de ses articles paru dans le magazine *Versicherungsmedizin* aborde ce thème. Son titre : « La nourriture fonctionnelle. Un nouveau risque ? »

« Les publicités vantant les qualités de produits “bons pour la santé et la vitalité de l’organisme” incitent forcément les consommateurs à acheter des alicaments. Qui pourrait se douter que des yaourts censés renforcer le système immunitaire ou des cocktails multivitaminés peuvent avoir des effets nocifs sur l’organisme ? Pour les compagnies d’assurances mais aussi pour les fabricants, ces risques sont à prendre au sérieux parce qu’ils peuvent représenter un danger inquiétant. »

Il ne faut pas perdre de vue que ces produits sont commercialisés sur toute la planète, à grande échelle… les dégâts seront mondiaux. Ainsi, pour les assurances, la nourriture fonctionnelle appartient, au même titre que la génétique ou les nanotechnologies, à la catégorie des risques émergents. « Ces risques peuvent engendrer des dommages importants dont les conséquences ne sont pas ou seulement partiellement évaluables. Il est aussi très difficile d’estimer l’impact financier. »

C’est inquiétant. Toutefois, les ingénieurs des risques comme Fraenk ne se préoccupent pas d’émotions. Ils s’attachent aux faits. Les assureurs ont une approche lucide. Ils ne se laissent ni aveugler par les promesses de cette nourriture saine, ni détourner de leur objectif par la peur. Les assureurs se concentrent sur le plus pur de tous les critères : l’argent. Quand les assureurs parlent de risques, les dangers ne sont pas des histoires de croyance mais de l’argent perdu. Les agents pathogènes dans la nourriture, les aliments qui ne sont pas sains ont un coût, pour les assurances c’est un fait. Et ce coût se retrouve dans les rapports d’activité et les bilans. C’est une question de passif et d’actif, de plus et de moins.

Pourquoi alors les assureurs se préoccupent-ils désormais d’une nourriture censée être saine ? Sans doute à cause du caractère particulier de cette nourriture, car personne ne s'imagine qu'elle puisse être dangereuse. Aux yeux des assurances, c'est précisément ce qui augmente le risque.

Les risques ne sont pas seulement à prendre en considération parce qu'ils existent. Ils prennent aussi de l'importance une fois qu'ils ont été identifiés. Ils sont d'autant plus inquiétants quand ils ne sont pas maîtrisables, qu'il est impossible de les circonscrire, qu'ils peuvent s'étendre de manière incontrôlée, que les organes de l'État sont incapables de les gérer. Les assureurs observent la situation avec attention.

Naturellement, les assurances n'ont rien contre les multinationales puisqu'elles en font elles-mêmes partie. Cependant, elles constatent avec la lucidité qui les caractérise que le risque augmente quand des géants de l'agroalimentaire commercialisent leurs produits dangereux sur toute la planète.

Les assurances ne font pas dans le sentiment. Elles n'ont aucune pitié particulière pour les pauvres victimes du culte de la santé, qui, quoiqu'en bonne santé, voulaient vivre plus sainement encore, et ont fini par tomber malades. Les assurances constatent simplement que ces victimes, qui en étant bien portantes ne coûtaient rien à la société, lui reviennent cher dès qu'elles sont malades. Les assurances n'ont rien non plus contre la publicité : elles en font elles aussi. Elles remarquent simplement que les dommages peuvent être accrus par la publicité quand on dépense des milliards pour inciter des personnes bien portantes à préserver leur santé avec des yaourts et des margarines enrichis qui en réalité représentent un risque pour elles.

Les signalements et les mises en garde concernant les risques et les effets néfastes de ces produits se multiplient. 2 000 appels passés dans un centre antipoison américain ont été analysés. Les personnes se plaignaient de différents troubles liés à leur consommation de compléments alimentaires : inflammations, hémorragies, lésions du foie et, dans les cas les plus graves, infarctus. Trois décès ont même été enregistrés. Quels étaient les déclencheurs le plus souvent mentionnés ? Des compléments alimentaires contenant du chrome, du zinc, de la mélatonine mais aussi des produits naturels comme le gingembre, le guarana, le mahuang (éphédra chinois) et le millepertuis. Les victimes ne s'attendaient certainement pas à atterrir au centre antipoison à cause de compléments alimentaires censés les aider à lutter contre la fatigue, à retrouver leur ligne ou à améliorer leur mémoire.

Le professeur Burkhard Göke, directeur de la clinique de médecine II de l'université Louis-et-Maximilien de Munich, a évoqué lors d'un congrès des lésions du foie qui auraient pu être provoquées par des compléments alimentaires, en particulier ceux commercialisés par le fabricant américain Herbalife. Dans une étude, au moins vingt-deux cas d'atteintes hépatiques graves ont été rapportés. L'entreprise a rejeté toutes ces accusations. Même les yaourts probiotiques sont sous le feu des critiques. L'une de leurs premières victimes était une patiente finlandaise de soixante-quatorze ans. Elle a succombé à un abcès du foie. Elle mangeait tous les jours un de ces yaourts probiotiques. Les médecins finlandais voulaient absolument savoir et ont trouvé la cause grâce à des empreintes génétiques : la souche *Lactobacillus rhamnosus GG*, qui a provoqué l'abcès, était la même que celle du yaourt que la vieille femme aimait manger.

De tels incidents sont tragiques mais restent extrêmement rares et concernent des patients hospitalisés, déjà en état de faiblesse. Il arrive aussi que des patients de l'hôpital de

Vienne, le Wiener Allgemein Krankenhaus (AKH), tombent malades à cause de probiotiques, dit un médecin. Quand des patients leur posent la question, la réponse est claire : « Nous déconseillons la consommation de tels yaourts. »

Le professeur Wolfgang Graninger, expert et critique des probiotiques, exerce dans le même hôpital. L'AKH est le plus grand hôpital d'Europe, un immense complexe médical, qui accueille 700 000 patients par an, pratique 48 000 opérations, emploie 4 500 soignants et 1 600 médecins. Au rez-de-chaussée, on trouve un café Starbuck, une pizzeria, un kiosque à journaux, une supérette, une boulangerie, un fleuriste et une banque. Les visiteurs empruntent des couloirs qui ont la largeur d'une autoroute et se repèrent grâce à des panneaux de circulation indiquant les différents services. Des ascenseurs et des escalators permettent d'accéder aux étages.

En haut, des patients attendent sur des chaises design en plastique blanc. De grandes baies vitrées permettent d'admirer la vue sur la colline et sur la ville de Vienne. Graninger est le chef du service infections et médecine tropicale. C'est un spécialiste des maladies infectieuses, des maladies tropicales, des cas difficiles. Il soigne ses patients dans la salle 6.12.07. Sur la porte, une affiche de l'hôpital Albert-Schweizer de Lambarene dans la province Moyen-Ogooué au Gabon.

Graninger a été l'un des premiers à attirer l'attention sur les risques possibles des probiotiques pour les patients affaiblis et malades dans les hôpitaux. Il a en effet constaté que certains patients âgés, malades, immunodéprimés souffraient d'endocardite, une inflammation de la paroi interne du cœur. Plusieurs cas d'endocardites mortelles ont même été signalés.

Mais il s'agissait là de patients immunodéprimés. Graninger précise donc que les yaourts probiotiques ne présentent pas de risques pour les personnes en bonne santé. Il n'en reste pas moins très critique vis-à-vis des probiotiques. Il appelle les gens à « laisser leur intestin tranquille ». Pour lui, on prend vraiment les consommateurs pour des idiots en cherchant à leur faire avaler que des bactéries contenues dans un yaourt pourront avoir un effet quelconque sur leur flore intestinale.

Pourtant, ces bactéries ont d'autres effets subtils. Des effets qui pourraient toucher beaucoup plus de personnes. Elles favoriseraient insidieusement la prise de poids. C'est d'ailleurs scientifiquement prouvé, par les fabricants eux-mêmes. On les utilise depuis des années pour faire grossir les animaux d'élevage. Un groupe de scientifiques de l'Institut des sciences et technologies de l'élevage de l'université de Rostock a observé une « augmentation de 7 % de la masse musculaire » chez 120 porcelets sevrés après administration des souches de bactéries *Lactobacillus plantarum* DSM 8862 et DSM 8866. On observe aussi un gain de poids chez les poulets d'élevage. Pour deux essais portant sur 900 poulets d'élevage, on a mélangé à la nourriture des animaux des micro-organismes probiotiques. « Tous les animaux dépassaient, de 300 ou 500 grammes, le poids moyen du matériel génétique. » Oui, c'est du jargon vétérinaire. D'autres études ont observé un gain de poids chez les dindes également. Mais aussi chez les enfants : la souche *Bifidobacterium lactis* HN019 engendrait une prise de poids chez les enfants âgés d'un à quatre ans, d'après les résultats d'une étude américaine.

De tels résultats préoccupent forcément les assurances.

— Le surpoids peut coûter cher à la société et donc aux

assurances, affirme Reto Schneider, collègue de Fraenk au siège de Zurich. En particulier aux complémentaires santé qui doivent prendre en charge les coûts des médicaments et des soins. Nous redoutons les mêmes effets en cascade que pour la crise financière.

En effet, l'obésité peut entraîner d'autres maladies.

Les probiotiques pourraient jouer un rôle dans l'apparition des allergies. Un comble quand on pense que les médecins espéraient exactement le contraire. Des chercheurs japonais ont observé des réactions anaphylactoïdes, une forme de choc allergique, et même des décès prématurés… chez des souris qui avaient absorbé des bactéries de la souche *Micrococcus luteus*. Le professeur Leo Meile, professeur titulaire à l'Institut fédéral de technologie de Zurich, souligne que les probiotiques pourraient augmenter la perméabilité intestinale et donc déclencher des réactions inflammatoires et des allergies. De plus, ils pourraient favoriser une résistance aux antibiotiques.

Des substances à la réputation irréprochable, qui sont même vitales, peuvent elles aussi avoir des effets indésirables et provoquer des dommages en cas de surdose. Par exemple, le calcium, élément chimique présent dans le corps humain et indispensable à la solidité osseuse, qu'on retrouve aussi dans le lait et les fromages. Jusqu'à présent, il n'avait causé aucun problème. Il a toujours bénéficié d'une très bonne image. Danone en ajoute à ses petits-suisses. On peut aussi en acheter sous forme de compléments alimentaires. Il est vrai que le calcium peut réduire le risque de fracture osseuse. Il pourrait même réduire de 15 % le risque de cancer colorectal.

Et pourtant, sous forme de complément alimentaire, le calcium pourrait augmenter le risque de lésions cardiaques.

Une méta-analyse de quinze études randomisées menées auprès de 12 000 patients et dont les résultats ont été publiés dans le *British Medical Journal* indique que les suppléments de calcium peuvent augmenter de 30 % les risques d'infarctus du myocarde. Sur la base de ces résultats, les auteurs précisent que si l'on compare 1 000 personnes dont la moitié aurait reçu une supplémentation en calcium pendant cinq ans et l'autre moitié non, celles sous calcium feront 14 infarctus de plus pour 26 fractures en moins. Le professeur Ian Reid (de l'université d'Auckland en Nouvelle-Zélande) invite donc les patients à en parler avec leur médecin et estime que cette supplémentation devrait être arrêtée dans la plupart des cas. La Société allemande de médecine interne conseille aussi aux personnes concernées de ne pas absorber de calcium de synthèse sans avis médical.

Les acides gras oméga 3 contenus naturellement dans le poisson, l'huile de lin, le lait et le fromage et dont les bienfaits pour la santé ont été scientifiquement prouvés n'ont pas les mêmes effets que ceux vendus sous forme de gélules. L'organisme les métabolise différemment selon qu'ils sont apportés par les aliments ou par des compléments alimentaires. Consommés à haute dose, ils peuvent influer sur la coagulation du sang et provoquer des hémorragies spontanées, met en garde l'Institut fédéral allemand d'évaluation des risques alimentaires. Ils peuvent aussi avoir un impact sur les défenses immunitaires.

Que dire alors des vitamines de synthèse ? Ingérées régulièrement, elles peuvent provoquer des effets indésirables encore bien plus importants que les autres substances. Les assureurs se méfient d'autant plus des vitamines que les consommateurs sont pour la plupart convaincus de leurs bienfaits pour la santé. C'est pourquoi ils en achètent en masse. En réalité, les vitamines synthétiques sont beaucoup moins inoffensives qu'elles n'en ont l'air.

D'après une étude classique réalisée par le médecin interne Max Horwitt, de l'université de Saint-Louis dans l'État du Missouri, les personnes qui absorbent des vitamines et des minéraux sous forme de gélules par exemple ont plus de risques de mourir d'un infarctus ou d'un cancer que celles qui n'en prennent pas. Ne vous fatiguez pas à chercher une quelconque mention de ces risques sur les boîtes de vitamines vendues en pharmacie ou dans les drogueries. Certaines firmes proposent même des « comprimés à sucer adaptés aux enfants grâce à leur goût tropical ».

La plupart des vitamines de synthèse peuvent provoquer des effets secondaires. Même la vitamine C apparemment inoffensive. À forte dose, trois à quatre grammes quotidiens, elle peut entraîner des diarrhées et des douleurs gastro-intestinales. De plus, elle peut favoriser l'apparition de calculs urinaires. Des médecins, aussi bien en Europe qu'aux États-Unis, ont constaté l'apparition de calculs rénaux chez des patients qui prenaient de la vitamine C. Une surdose peut avoir des conséquences sur le génôme et provoquer des cancers. Consommée à trop forte dose, elle peut aussi affecter le cœur. Des scientifiques du Minnesota ont suivi, pendant quinze ans, 1923 femmes diabétiques. Celles qui absorbaient plus de 300 milligrammes de vitamine C par jour présentaient un risque deux fois plus élevé de mourir d'un infarctus ou d'un AVC que les autres.

Chez les fumeurs, la vitamine E et le bêtacarotène de synthèse peuvent augmenter le risque de cancer du poumon. Apparemment, les vitamines synthétiques nourrissent les cellules cancéreuses. Dans une étude menée par l'université de Caroline du Nord sur des souris atteintes de tumeurs au cerveau, un groupe de souris malades a été nourri avec des aliments appauvris en vitamines, un autre groupe avec des aliments normaux. Les scientifiques ont observé que le premier groupe avait des tumeurs plus petites et que 20 % des cellules cancéreuses mouraient, alors que dans le deuxième groupe, seules 3% des cellules cancéreuses disparaissaient.

La vitamine B peut entraîner des lésions nerveuses voire une neuropathie, provoquant des engourdissements et une perte de sensibilité au niveau des pieds et des mains. Une dose de 50 à 500 milligrammes de vitamine B par jour peut entraîner à long terme de graves troubles nerveux se manifestant par des picotements incessants dans les bras et les jambes.

Les études HOPE (Heart Outcomes Prevention Evaluation Study) ont été beaucoup commentées. Elles ont démontré que la supplémentation en vitamine E n'avait pas d'effet significatif sur les troubles cardiovasculaires. Pendant quatre ans et demi, 9 541 patients souffrant d'une maladie vasculaire ou de diabète ont reçu de la vitamine E ou un placebo. La prolongation de l'étude (« HOPE TOO ») – 3 994 patients ont continué à recevoir la vitamine E ou le placebo pendant un peu plus de deux ans et demi – a même mis en évidence une élévation du risque d'insuffisance cardiaque chez les personnes absorbant de la vitamine E. Une dose quotidienne de plus de 200 unités internationales de vitamine E (135 milligrammes) peut augmenter le risque de mort prématurée, mettent en garde certains cardiologues et le professeur de médecine Edgard Miller de l'université Johns-Hopkins de Baltimore dans l'État du Maryland. Là encore, rien n'est mentionné sur les notices ou sur les boîtes de gélules de vitamine E.

Il est clair que les vitamines en cachet ne peuvent pas entraîner une mort immédiate, ni même provoquer à coup sûr un décès prématuré. Toutefois la consommation de ces vitamines de synthèse augmente le risque d'une mort prématurée. De nombreuses études l'ont montré. Quand la prestigieuse revue médicale américaine *Journal of the American Medical Association* a décortiqué les résultats de 47 études portant sur 181 000 sujets, elle en a tiré des conclusions plutôt inquiétantes : le taux de mortalité chez les sujets qui consommaient régulièrement des vitamines de synthèse était supérieur de 5 % à celui des sujets qui ne prenaient aucune supplémentation.

Le médecin danois Christian Gluud de la clinique universitaire de Copenhague a dressé un constat similaire. Il a évalué 68 études regroupant au total 232 000 personnes et a conclu que les espoirs d'une vie plus longue pour les amateurs de vitamines ne se réalisaient pas. Au contraire : les sujets ayant absorbé régulièrement de la vitamine A, E ou du bêtacarotène mouraient souvent plus tôt que les autres. Le taux de mortalité était là aussi supérieur de 5 % Pour la seule vitamine A, il était même supérieur de 16 %.

« Ces compléments alimentaires peuvent être mortels », a conclu Gluud. Et pour un grand nombre de personnes : 20 % des consommateurs adultes de vitamines en Allemagne, ce qui équivaudrait à 7 000 morts par an. Si la mort frappait tout le monde à la fois, 7 000 morts, ce serait une catastrophe qui ferait les gros titres des JT et des quotidiens. Il y aurait pratiquement deux fois plus de victimes des vitamines que de victimes d'accidents de la route. Aux États-Unis, près de 45 000 décès par an seraient liés à la consommation de vitamines.

De telles études font l'objet de nombreuses critiques. Hans Konrad Biesalski, professeur à Hohenheim (Stuttgart), a qualifié les conclusions de Gluud de « populisme scientifique ». Il n'a pas du tout la même appréciation des risques. Les experts jouent naturellement un rôle important dans l'évaluation des risques car ils vont influencer l'attitude des consommateurs. Les consommateurs se laissent convaincre par les professeurs, les ventes de vitamines augmentent, les consommateurs tombent malades à cause des vitamines et les coûts augmentent pour les assurances. Les professeurs sont des facteurs de risques, CQFD. Ils peuvent augmenter ou diminuer le risque et l'étendue des dégâts.

Le professeur Biesalski est souvent sollicité quand il s'agit d'évaluer les bienfaits pour la santé des aliments. Il avait déjà pris position sur la consommation de fruits et de légumes, se montrant plutôt sceptique.

La campagne incitant les consommateurs à manger plus de fruits et de légumes n'avait pas suscité son adhésion. Il voyait derrière cette campagne l'action d'un lobby légumes-fruits. Des firmes, le producteur allemand de jus de fruits, Beckers Beter, et la multinationale américaine Dole entre autres, auraient fait partie des sponsors.

Biesalski n'a rien contre les lobbies dans le fond. Il s'engage juste pour d'autres branches. Il a par exemple organisé un colloque pour Comité des fabricants d'acide glutamique de l'UE durant lequel les experts ont affirmé que l'exhausteur de goût controversé ne présentait aucun danger.

Biesalski a également critiqué Kenneth J. Rothman, professeur à Harvard, qui avait déconseillé aux femmes enceintes de consommer de la vitamine A, responsable de malformations graves chez les nouveau-nés. Pour Biesalski, il avait surévalué les résultats de son étude. Aussi s'est-il prononcé dans le magazine allemand de référence des nutritionnistes et diététiciennes contre des restrictions ou des mesures de sécurité à l'encontre de la vitamine A. Une révision des seuils de consommation ne serait pas nécessaire selon lui. Le nutritionniste coopère volontiers avec les entreprises. Il fait office d'expert auprès de certaines marques (Orthomol) et apparaît dans des documents publicitaires vantant les mérites de compléments alimentaires. Pendant des années, il a organisé et vendu des réunions d'experts prétendument neutres invitant les « cercles intéressés » à y participer. Les entreprises et instituts dialoguaient avec des spécialistes dont la neutralité était toute relative, comme l'indique le nom choisi pour ces colloques : « Entretiens consensuels ». Il y était souvent question de vitamines. On s'appuyait sur ses résultats pour fixer les seuils de consommation.

Biesalski, en sa qualité d'expert des vitamines, n'est pas seulement sollicité par les médias. Il est aussi très influent dans les milieux spécialisés : il siège dans le comité scientifique consultatif de la Société allemande de nutrition(DGEM).

Le médecin de Hohenheim n'est pas le seul à s'engager pour les vitamines de synthèse. L'Institut de recherche sur les vitamines de synthèse (Gesellschaft für angewandte Vitaminforschung) s'insurge contre les études mettant en évidence les risques d'une surdose de vitamine E. Il juge qu'on a surestimé les résultats de l'étude « HOPE TOO » qui avait conclu à des effets nocifs potentiels de la vitamine E sur le cœur. Cet institut n'est pourtant pas complètement indépendant des acteurs économiques. Parmi les membres de son comité directeur, on compte plusieurs représentants de grandes entreprises : le docteur Ute Obermüller-Jevic (BASF), le docteur Thomas Schettler (Pfizer) et le docteur

Thora Hartman-Schneiders (Orthomol). Quant à l'actuel président, le professeur Manfred Eggersdorfer, il a fait toute sa carrière au sein de grandes entreprises : BASF d'abord, puis il a été directeur R&D chez Roche avant d'intégrer la direction du leader mondial des vitamines, DSM, qui a repris le secteur vitamines et chimie fine de Roche.

Le succès des vitamines repose en grande partie sur l'action de tels intercesseurs. Depuis des décennies, leurs bienfaits sont systématiquement mis en avant par les plus grands fabricants. Ainsi, le pionnier des vitamines et leader du secteur, Hoffman-La Roche, a très tôt créé un organe destiné à promouvoir la consommation des vitamines. Le professeur Volker Pudel (décédé en 2009), autrefois président de la Société allemande de nutrition, faisait partie du comité scientifique consultatif. Le comité envoyait régulièrement des messages relatifs à l'augmentation des ventes de vitamines de synthèse. « Il est relativement simple d'introduire dans ses menus quotidiens des aliments enrichis en vitamines pour optimiser son apport. Les personnes qui boivent régulièrement des jus de fruits et/ou de légumes multivitaminés assurent en même temps une bonne hydratation. »

La formidable ascension de la vitamine de synthèse a été largement favorisée par un marketing parfaitement maîtrisé. L'appui de scientifiques et le soutien d'autorités gouvernementales ont été capitaux pour le développement de ce secteur qui génère aujourd'hui des milliards d'euros. Pourtant, il a fallu déployer au départ d'énormes efforts afin de créer un besoin pour ces nouvelles substances chimiques. En effet, l'être humain n'a en réalité pas besoin de vitamines de synthèse. Les fabricants sont bien placés pour le savoir. En particulier, le géant Hoffman-La Roche, ancien leader du marché des vitamines, basé à Bâle en Suisse. Au début, il ne s'intéressait pas du tout à la production de vitamines, comme l'a montré l'historien Beat Bächi de l'université de Bielefeld dans son ouvrage (*Vitamin C für alle*).

— Comme au départ, il n'y avait pas de marché pour la vitamine C de synthèse, il a fallu en créer un.

Les experts parlent de « *market making* ». Le succès planétaire (chiffres d'affaires représentant des milliards d'euros) des vitamines n'a été possible que grâce à un marketing agressif. L'historien Bächi, originaire de Suisse, a démontré, à l'aide de documents internes du géant Roche, que le besoin en vitamines C de synthèse a été créé de façon très ciblée. Quand le chimiste polonais Tadeus Reichstein, premier à synthétiser la vitamine C, se présenta avec son ami Gottlieb Lüscher au siège bâlois des laboratoires Hoffman-La Roche et qu'il proposa au directeur de lui vendre son brevet, il essuya d'abord un refus. On jugea le procédé de fabrication inutile puisque « l'apport en vitamine C est suffisant pour les adultes qui consomment des fruits et des légumes ». C'était en mai 1933. La même année, un document de Roche indiquait que « hormis le scorbut, aucune maladie ne peut être soignée par la consommation de vitamine C ».

Pourtant, la direction de l'entreprise suisse a très vite perçu le potentiel de la vitamine C de synthèse et les bénéfices qu'elle pourrait engranger. Le département marketing de la firme était prêt à relever ce défi comme on peut le lire dans un document interne de la maison Roche. « Les consommateurs moyens ne réclament pas de vitamine. Surtout pas les femmes au foyer. Ce n'est ni en jouant sur l'aspect ni en jouant sur le goût qu'on pourra les inciter à acheter un produit par le simple fait qu'il contient de la vitamine. » Toutefois, il était possible de changer les choses. « Il fallait donc par une propagande ciblée, s'adressant à l'intellect, et par l'intellect réveiller l'instinct de conservation du consommateur, pour créer en premier lieu un besoin. »

En matière de santé, le consommateur moyen fait avant tout confiance à son médecin. Et c'est justement par ce biais que Roche a décidé d'intervenir. L'entreprise a lancé une campagne de sensibilisation, à l'adresse des médecins, pour leur « inculquer » la notion de « déficit en vitamine C ». Roche a prié les médecins de s'exprimer en faveur de la vitamine « en accord avec leur conscience ». On avait naturellement besoin des médecins pour « prêter à des patients en bonne santé une nouvelle maladie qui ne se voyait pas ». À l'aide de la propagande, il fallait d'abord créer un besoin.

Comme les médecins se préoccupaient encore à l'époque de soigner des maladies, il fallait définir un trouble de la santé qu'on pourrait éliminer en prescrivant des vitamines.

L'équipe marketing de Roche a créé une nouvelle catégorie médicale, qui sert aujourd'hui encore les objectifs commerciaux des entreprises de la branche : les carences en vitamines. Une stratégie géniale. Il s'agissait de « préparer le consommateur à servir les intérêts de l'entreprise », peut-on lire dans des rapports internes. À l'aide de « formules magiques », il fallait insuffler à la population la crainte de l'avitaminose. D'après l'historien Bächi, le succès de Roche était associé à une nouvelle définition de la santé. La santé a été détachée de l'individu pour se transformer en valeur statistique. Dorénavant, c'était le concept de santé statistique qui prévalait.

La création d'un besoin avec l'aide du personnel médical était au cœur de la stratégie marketing. Roche a aussi fait appel à des sportifs – les footballeurs allemands qui avaient remporté la coupe du monde 1954, les « Héros de Berne », avaient pris des forces en consommant de la vitamine C.

Roche a également eu recours, montrant ainsi la voie aux autres entreprises, à toutes les possibilités d'influences gouvernementales et administratives. Ainsi, Tadeus Reichstein, le pionnier de la vitamine C de synthèse, que Roche avait fini par engager, prit la direction de la toute nouvelle commission des vitamines pour la rédaction du codex suisse en 1945.

Aujourd'hui, les vitamines figurent sur la liste des « risques émergents » de la société de réassurance Swiss Re. L'évaluation de la valeur du produit par les scientifiques joue un rôle très important. Son efficacité est-elle supérieure au risque qu'il peut représenter ? Le cadre légal est un facteur tout aussi crucial. En effet, la position des autorités de contrôle des différents États doit être prise en considération. Elle influe sur l'ampleur et la dimension financière d'éventuels dommages. Si la commercialisation de produits dangereux se poursuit sans restriction, les risques progressent eux aussi sans la moindre restriction.

Les assureurs observent l'évolution de la situation avec beaucoup d'attention en mobilisant beaucoup de moyens.

— Nous avons des contacts avec les compagnies d'assurances classiques, avec les autorités, comme le BfR (Institut fédéral allemand d'évaluation des risques alimentaires) mais aussi l'Efsa (l'Autorité européenne de sécurité des aliments) et la FDA (Administration américaine des aliments et des médicaments). Nous nous déplaçons. Nous essayons de nous tenir au courant. Nous avons aussi des contacts avec l'industrie. Nous effectuons des visites de sites, nous apprend le gestionnaire des risques de la Swiss Re, Wolfgang Fraenk.

Son rôle est justement de déterminer les éléments qui pourraient rendre un produit dangereux.

— Quel est le potentiel nocif d'une vitamine ? Quelle est la différence entre une vitamine de synthèse et un morceau de pain ?

Son opinion personnelle n'entre pas en ligne de compte.

— Je suis chimiste. Notre évaluation repose uniquement sur des éléments techniques et scientifiques, dit-il. C'est un système, une idée.

Ils sont nombreux à participer au processus. Il y a par exemple une équipe d'actuaires. Actuaire, un nom qui peut paraître mystérieux aux non-initiés. On les imagine volontiers penchés sur des registres, dans des pièces sombres où la lumière du soleil est filtrée par d'immenses toiles d'araignée. Les actuaires, c'est en fait la version moderne des statisticiens de l'assurance. Il existe même un Syndicat des actuaires allemands. « C'est une branche professionnelle, une compétence fondamentale ».

Chez les assureurs, on procède de façon méthodique et professionnelle. Les gestionnaires des risques doivent neutraliser et éliminer toute appréciation personnelle. Les faits bruts sont isolés, séparés de toute considération subjective. On se concentre sur les dangers potentiels, l'ampleur prévisible des dégâts, l'historique des dommages. Et c'est seulement alors, une fois qu'on a extrait les faits objectifs, qu'on obtient une évaluation rigoureuse. Le risque réduit à un nombre, à un montant. Même quand il s'agit d'un risque lié à des aliments fonctionnels estampillés sains : des vitamines, des yaourts, de la margarine. Quand Wolfgang Fraenk de la Swiss Re se penche sur la question, peu importe ce qu'il aime ou n'aime pas.

— Mon estimation des risques, mon avis, mon appréciation, le résultat de mon analyse, tout doit se fondre dans le processus final au moment où nous rédigeons les contrats. C'est un processus très complexe. De longue haleine. Un travail d'équipe.

Il interroge aussi les entreprises, leur fait parvenir des questionnaires. Des liasses de papiers à remplir. Il se rend sur place.

— Le collègue de l'assurance incendie va examiner un mur. Le mur est-il équipé d'une installation sprinkleur ? De notre côté, nous nous intéressons à un autre type d'environnement, celui des compléments alimentaires.

Naturellement, les risques seraient considérablement réduits si la production de tels alicaments était contrôlée de manière efficace. Si tel était le cas, il n'y aurait pas de négligences dans la chaîne de production, ce qui pourrait éviter des millions de frais de dédommagement. Comme au début des années 1990 en Amérique. Une laiterie américaine n'avait pas réparti uniformément la vitamine D dans les produits laitiers qu'elle commercialisait. Il y avait eu des victimes et des millions de dollars de dommages et intérêts à verser.

Lorsque les consommateurs ne sont pas conscients du danger, lorsqu'ils ne sont pas informés correctement, les coûts peuvent augmenter. C'est aussi un facteur de risques. Prendre des compléments alimentaires, comme on prendrait du sel et du poivre, peut avoir des conséquences. Dans une résidence thermale du sud du pays de Bade, des compléments alimentaires étaient laissés à la disposition des curistes sur la table du déjeuner. Ils y avaient librement accès. Au moins deux patients sont tombés malades.

Une auxiliaire médicale de quarante-trois ans et son mari de cinquante ans, un bibliothécaire, étaient venus en cure détox connue sous le nom de « cure au petit pain et au lait ». Au lieu de repartir en meilleure santé, ils ont été empoisonnés.

— Je n'ai jamais été aussi malade, dit la femme.

Le directeur du sanatorium a jugé que ses symptômes n'étaient pas alarmants. Pour lui, il s'agissait d'une simple crise thermale. Il lui a proposé du valium.

Au départ, il s'agissait juste d'une indisposition. Mais une fois de retour chez eux, les deux curistes ont développé tous les symptômes d'une grave intoxication. Ils ont perdu leurs cheveux comme s'ils venaient de suivre une chimiothérapie. La femme a dû porter une perruque pendant un an et demi. Leurs ongles sont tombés. La femme se plaignait d'insensibilité au niveau des pieds, de violents maux de tête, de crampes et de troubles visuels. L'homme ne pesait plus que soixante kilos. Le directeur du sanatorium a été condamné pour blessure involontaire à verser 3 000 euros de dommages et intérêts. La poudre proposée comme complément alimentaire contenait un oligoélément, le sélénium.

— Je suis désormais conscient qu'on peut se tuer avec ça, a dit le docteur et directeur du sanatorium.

Ce qui peut être vital à petite dose, peut en cas de supplémentation excessive quotidienne, avoir des conséquences dramatiques. Le professeur Michael F. Holick, endocrinologue à l'université de Boston, cite souvent en exemple un de ses patients, jeune et en bonne santé, qui, en cherchant à le rester, a fini au contraire par tomber malade. Employé d'une société commerciale à New York, cet homme de quarante-deux ans avait pris une trop forte dose de vitamine D, de la marque Prolongevity. La poudre n'a pas eu l'effet escompté, en tout cas pas pour Tim, comme l'appelle le scientifique, pour qui ce patient symbolise désormais les effets secondaires indésirables de la consommation de vitamines de synthèse à haute dose.

Quand Tim a ressenti les premiers effets de la vitamine, il a d'abord pensé qu'ils étaient positifs. Il n'avait plus d'appétit, ça tombait, bien il voulait perdre du poids. Quelques semaines plus tard pourtant, d'autres effets, beaucoup moins plaisants, sont apparus : troubles sexuels, puis maux de tête, vertiges et faiblesse dans les muscles. Tim est allé chez le médecin. Il s'était empoisonné avec un sachet de vitamine D en poudre, qu'on peut « acheter à tous les coins de rue sans ordonnance » comme le dit le docteur. Les reins de Tim et son foie, même ses vaisseaux, tout était calcifié. De plus, sa tension artérielle avait fortement augmenté. Tim avait pris une dose de vitamine D mille fois supérieure à celle recommandée par les scientifiques.

Aux États-Unis, un homme de soixante-deux ans, atteint d'athérosclérose à un stade avancé, a fait un AVC parce qu'il prenait avec son anticoagulant deux grammes de vitamine C par jour. Les fortes doses de vitamines avaient annulé les effets du médicament.

De tels incidents ne risqueraient pas d'arriver si des autorités gouvernementales définissaient des seuils à ne pas dépasser et mettaient en place des contrôles efficaces. Le Département de la santé et des services sociaux américain estime que l'État ne remplit pas son rôle d'assistance et de protection des citoyens car, malgré la multiplication des signalements d'effets indésirables des vitamines de synthèse, il continue à être beaucoup trop laxiste en matière d'autorisations de mise sur le marché.

Certains gouvernements ont déjà réagi face au danger que représentent les vitamines. Les autorités sanitaires anglaises déconseillent fortement de consommer plus de

10 mg de vitamine B6 par prise « parce qu'aucune donnée ne permet jusqu'à présent d'affirmer que cette vitamine n'est pas nocive à plus forte dose ».

Les autorités norvégiennes ont même pris des mesures contre les aliments enrichis en minéraux et vitamines de synthèse. Elles avaient provisoirement interdit certains produits enrichis à la vitamine D et au fer de la multinationale Kellogg's spécialisée dans les céréales du petit déjeuner. Motif : le peuple norvégien avait un apport suffisant en vitamines et minéraux. De plus, les effets à long terme des vitamines de synthèse n'étaient pas encore connus.

L'autorité danoise de sécurité des aliments a refusé d'accorder des autorisations de mise sur le marché pour douze sortes de céréales du petit déjeuner et six sortes de barres de céréales. Elles contenaient un mélange trop important de vitamines.

— Avec un tel contenu, les consommateurs risquent de dépasser la dose journalière admissible, dit Paul Drostby, membre de l'autorité sanitaire.

En France, l'Anses attire l'attention sur « la consommation de compléments alimentaires contenant des vitamines et minéraux (particulièrement en association avec celle d'aliments enrichis) ce qui peut entraîner un dépassement des limites de sécurité ».

L'Institut fédéral allemand d'évaluation des risques alimentaires a lui aussi examiné les risques que présentaient les vitamines et les a décrits dans de nombreux rapports transmis au gouvernement allemand. Le BfR s'inquiète surtout de la dangerosité de la vitamine A. Pour lui, elle devrait être classée dans la catégorie des produits à hauts risques.

Le BfR souligne qu'un apport chronique et élevé en vitamine A dans une multitude de produits peut avoir pour effet indésirable une diminution de la densité osseuse. De plus, on soupçonne qu'une consommation à forte dose de vitamine A pendant la grossesse peut entraîner des malformations chez les nourrissons. « Les produits enrichis les plus courants peuvent, en cas de consommation incontrôlée et excessive, conduire à une surdose de vitamine A. »

Conclusion : « La vitamine A ne devrait pas être utilisée pour enrichir des produits à part les margarines et les matières grasses à tartiner mixtes. Il faudrait plutôt encourager la population à consommer plus souvent des produits qui contiennent naturellement de la vitamine A, comme le foie. »

Le BfR a ainsi rempli sa mission définie par la loi. Pourtant la population continue à consommer de la vitamine A de manière totalement incontrôlée puisqu'on en trouve dans un grand nombre de produits enrichis. Apparemment, personne ne s'est senti en position d'interdire cette pratique commerciale ou même de conseiller à la population de consommer du foie.

Si le gouvernement identifie un risque mais ne fait rien pour l'écarter, le danger pour le consommateur sera le même et les sociétés de réassurance prendront ce facteur en compte. Les consommateurs continueront à ignorer qu'ils se mettent en danger, eux et leurs enfants aussi.

Quand on entre dans une pharmacie ou parapharmacie, on se sent généralement en confiance. On achète, sans se poser de questions, des laits infantiles et des produits destinés aux enfants enrichis en vitamine A. Tout a l'air si normal et inoffensif. Pour les assureurs, c'est un problème. Fraenk a écrit un article à ce sujet dans la revue *Versicherungsmedizin*.

— Les aliments fonctionnels sont commercialisés sous la même forme que les aliments classiques. Trompés par l'apparence des produits, les consommateurs les achètent sans penser aux conséquences pour la santé. Cette ignorance peut en cas d'effets secondaires engendrer des coûts pour les assureurs.

Lorsqu'on achète un produit estampillé « sain », on ne peut pas se douter qu'il peut avoir des effets indésirables.

— Des interactions déconseillées entre des alicaments, une consommation prolongée mais aussi un manque d'explications ou une publicité trompeuse peuvent entraîner des dommages.

Ça ne peut pas arriver avec la vraie nourriture. Elle se passe d'explications et d'avertissements. Surtout les recettes éprouvées depuis longtemps. Prenez le müesli. Un classique suisse. Il existe un grand nombre de variantes. En voici une.

Ingrédients : 500 grammes de yaourt, 10 cl de crème. Une cuillère de sucre vanillé (à faire soi-même avec du sucre et une pincée de vanille bourbon en poudre), une ou deux cuillères à soupe d'huile de lin et 100 grammes de céréales en flocon (avoine, blé, orge).

Préparation : Mélangez le yaourt et la crème. Ajoutez une cuillère de sucre vanillé, une ou deux cuillères à soupe d'huile de lin et les céréales en flocon. Mélangez à nouveau. Vous pouvez conserver le müesli quelques jours au réfrigérateur. Le matin, vous en prenez une portion à laquelle vous pouvez ajouter des fruits coupés en morceaux. En fonction des saisons, des fraises, des cerises, des mandarines et aussi quelques noisettes.

La recette originale du müesli a été inventée par un diététicien suisse, Maximilian Oskar Bircher-Benner. À son époque, les diététiciens s'engageaient pour les aliments naturels. Certains critiquaient même ouvertement la nourriture industrielle.

À présent, les diététiciens constituent une partie du problème. Ils prodiguent d'étranges conseils, qui, au lieu de nous maintenir en bonne santé, risquent de nous faire tomber malades. Ils finissent par provoquer la colère des consommateurs même s'ils essaient de bien faire.

4

Suc propre à rien

Les étranges conseils des nutritionnistes

C'est un quartier chic de Berlin, Berlin-Mitte. Le soleil brille. Un petit parc en pente avec une pelouse bien entretenue. Un écriteau précise qu'on peut s'y asseoir ou s'y allonger. Des plates-bandes, des roses, de la lavande. Une aire de jeu impressionnante avec des hamacs, un toboggan en acier affiné, un manège. C'est un endroit où se retrouvent volontiers les mamans. Elles boivent un latte macchiato à la terrasse d'un café. De temps à autre, un papa passe à vélo, sa fille attachée sur un petit siège à l'arrière.

Il y a des boutiques, des galeries, une supérette bio en face de la librairie Heinrich-Heine. L'ambiance est agréable, un peu internationale, les restaurants sont eux aussi internationaux : espagnols, français, chinois. Le café glacier s'appelle *Süsse Sünde* (« Péché sucré »). L'offre est variée dans le nouveau Berlin. Le Berlin classique est juste au coin de la rue ; City Yildiz Döner, Pizza Pasta Kebab, la boucherie avec la saucisse grillée à la sauce curry et ketchup. Et le McDonald's n'est pas très loin non plus. Tout est possible.

Voilà pourquoi on est particulièrement strict dans cette école. Un vieux bâtiment en briques, une clôture en métal et des drapeaux bleus : « Berlin Cosmopolitan School ». Un écriteau met en garde contre des cas de rubéoles déclarés au sein de l'école. Les femmes enceintes sont priées d'être prudentes. On n'entre pas ici comme dans un moulin. Il faut taper le code ou sonner. Derrière ces murs, on pratique sans doute le régime alimentaire le plus strict de toutes les écoles d'Allemagne. Les enfants n'ont même pas le droit d'emmener un goûter constitué de pain et de confiture : c'est trop sucré au goût de la directrice, Yvonne Wende, une dame mince dont la tenue et la coiffure sévères reflètent les principes. Collier en perles de verre, rouge à lèvres discret, escarpins en daim avec petits talons. Pas de Coca-Cola, pas de chocolat, tout est contrôlé.

— En tant que directrice, je fais particulièrement attention.

Les parents commencent à se rebeller.

« Une tartine de pain à la confiture est-elle une invention du diable ? a écrit une maman dans un article. Des enfants en bonne santé, d'accord je veux bien, mais les écoles et les crèches exagèrent avec leurs interdictions. »

Bien sûr, on est encore loin de la révolte de certaines mères en Angleterre, les « Mamans Malbouffe » qui se sont insurgées contre la nutrition saine proposée dans les cantines par le grand chef Jamie Oliver, devenu une star du petit écran. Elles glissaient aux enfants des hamburgers. Ici, à la Cosmopolitan School, personne n'a encore fait passer de la malbouffe en douce à travers la clôture. Aucun parent ne voudrait ça.

Il s'agit peut-être simplement d'une guerre par procuration. À moins que ça ne soit pas une guerre du tout mais juste une petite rébellion contre le paternalisme. C'est une lutte autour de la tartine de confiture, de ce qui doit être autorisé et de ce qui doit être interdit. Tout le monde le sait. Les efforts de la direction sont louables, les objectifs, raisonnables. Pourtant, la méthode est presque dictatoriale. Une dictature de l'alimentation saine. Pour le bien des enfants, s'entend.

La Cosmopolitan School de Berlin : internationale, incontestablement… mais en matière d'alimentation, très prussienne. Avec un règlement strict. Il faut sans doute qu'il en soit ainsi. Dans les écoles internationales, ce n'est pas évident de se décider pour une culture culinaire de référence. Surtout que la culture locale, ici à Berlin, ne fait pas toujours dans la légèreté. Boulettes de viande, jarrets de porc, côtelettes de porc servies avec de la choucroute, pas vraiment diététique tout ça. Dans un monde global, les cultures culinaires régionales ont perdu leur influence morale sur les habitudes alimentaires. Et les enfants doivent manger sainement, dit la directrice. C'est vrai, non, ils sont de plus en plus gros.

— Qui peut s'opposer à ce que nous nous engagions pour la santé des enfants ?

Faute de culture culinaire de référence, la directrice s'appuie sur les directives des nutritionnistes.

— Nous faisons la synthèse de toutes les prescriptions nutritionnelles. Nous suivons les lignes directrices.

C'est bien ça le problème. C'est contre l'idéologie des nutritionnistes que se mobilisent les parents. Leur colère est compréhensible et se généralise à l'ensemble. On proteste contre la pratique très répandue qui consiste à régenter la vie des gens, à leur dicter ce qu'ils doivent manger ou ce qu'ils ne doivent pas manger. Naturellement, on se cache derrière le prétexte de la nourriture saine. Plus les gens tombent malades, plus la pression de la nourriture saine est forte. Et plus les diététiciens et les nutritionnistes ont de poids.

Ils nous feraient presque sourire avec leur penchant pour le blé complet, le fromage blanc allégé, les boulettes végétales et la salade. On pourrait les prendre pour un groupe marginal à côté de la culture dominante du fast-food. Pourtant, il ne faut pas sous-estimer l'impact de leur idéologie. Elle influence l'offre dans les supermarchés mais aussi les lois, les universitaires, les comités d'experts scientifiques, les magazines féminins, les instances gouvernementales et politiques. Elle affecte le quotidien des gens, leur façon de manger, elle façonne leur conscience nutritionnelle. Tout le monde sait ce que les nutritionnistes conseillent. Quiconque n'applique pas leurs recommandations pèche contre les dogmes de la Nutrition, élevée au rang de religion. En écoutant et appliquant les conseils nutritionnels martelés à longueur de journée dans les médias, les gens se condamnent à mener une vie sans gras et sans joie. Et se font sans doute du mal sans le savoir.

Le développement de cette idéologie de la nutrition est étroitement lié au monde parallèle de l'industrie et à l'ascension des multinationales agroalimentaires qui dominent le marché de l'alimentation. À mesure que ce monde parallèle prenait de l'ampleur, l'importance des femmes et des cuisiniers, garants du savoir culinaire traditionnel, s'amenuisait. Les diététiciens et nutritionnistes se sont engouffrés dans la brèche. Au départ, ils ont fait front contre la nourriture industrielle comme le professeur de médecine Werner Kollath, ancien défenseur de la nourriture complète. Lors d'une de ses expériences, il avait nourri ses rats de laboratoire avec un régime pour rongeurs qu'on pourrait comparer chez les humains à du pain, des gâteaux et des biscuits. Les pauvres bêtes n'avaient pas tardé à dépérir. Elles souffraient de constipation chronique, avaient des caries, leurs os devenaient friables. Leur flore intestinale altérée présentait les signes d'un stade préliminaires du cancer. Ensuite, le professeur avait ajouté de la vitamine de synthèse à leur alimentation. Un régime à peu près équivalent à celui du consommateur de malbouffe qui pense compenser ses écarts par une petite cure multivitaminée. Aucun effet positif sur les rongeurs qui continuaient à végéter. Il avait alors modifié leur régime, les nourrissant de levure, de germes de céréales et d'herbes potagères. Les petits rongeurs avaient vite retrouvé énergie et vitalité. Conclusion de Kollath : notre nourriture doit être la plus naturelle possible.

Depuis, les deux sphères, les nutritionnistes et l'industrie agroalimentaire, se sont alliées. Bien souvent les nutritionnistes travaillent pour le compte des industriels. Ça manque d'indépendance. Ça manque de crédibilité. Les maximes ne sont plus les mêmes, les nutritionnistes ne s'engagent plus contre la nourriture industrielle. De l'alimentation complète, ils ont peut-être gardé le pain complet, les boulettes de millet, mais pour le reste leurs prescriptions sont pour le moins arbitraires : ils sont pour la salade et les épinards mais contre le gras dans la soupe et la couenne autour du jambon. Les acquis de l'évolution culinaire sont ignorés, les trésors des grandes cultures gastronomiques du monde méprisés, il ne reste plus qu'un monde pauvre en matières grasses et sans saveur.

Pourtant, loin de s'appuyer sur des bases scientifiques solides, les conseils qu'ils nous prodiguent, ne sont pas toujours crédibles. Leurs justifications manquent de rigueur. Le procédé scientifique est douteux. Leurs campagnes de sensibilisation, quand elles ne servent pas à rien, ont des effets nocifs. Elles augmentent le risque. Ceux qui ne se préoccupent pas de leurs recommandations nutritionnelles vivent plus sainement.

— Inutile de prêter l'oreille à leurs conseils et prescriptions. Un jour ou l'autre, on découvrira que ce qu'on nous assène à longueur de journée n'a aucun fondement, que c'est même le contraire de ce qu'il faut faire, avance Ulrich Fichtner, rédacteur en chef du *Spiegel* et auteur.

À l'université, on enseigne la diététique, aussi appelée écotrophologie (du grec *oilos*, la maison, et *trophe*, l'alimentation).

— La diététique, c'est un jeu de devinettes, dit Fichtner. Il est difficile de trouver un domaine de recherche plus arbitraire que celui de l'alimentation humaine.

C'est naturellement lié aux méthodes. La nourriture est incroyablement complexe, le corps humain encore plus, aussi quand on observe les deux en même temps, il faut simplifier jusqu'à l'absurde. Conséquence pour Fichtner :

— Le cadre défini pour la réalisation de l'expérience est en général tellement simpliste que les résultats sont forcément ridicules.

Tout ça ne serait pas si grave si la diététique se consacrait à son objet d'étude tout en laissant les gens manger tranquillement. Malheureusement, les diététiciens ont une obsession : prodiguer des conseils. Et c'est ça le problème.

En réalité, cette science est parfaitement inutile. Aucun être vivant n'a besoin d'une science pour s'alimenter. Qu'il s'agisse de la guêpe ou du guépard, du panda ou du pinson, du serpent ou du singe : tous peuvent se nourrir sans problème. Seul l'homme, qui, rappelons-le, se trouve tout en haut de la chaîne alimentaire, aurait besoin de guides et même d'une science pour son alimentation ? Qui plus est, la diététique, comme toute autre science d'ailleurs, ne peut pas prétendre à une vérité absolue et immuable. La recherche progresse et les recommandations d'hier sont contredites par de nouvelles découvertes – on entend souvent parler de « l'état actuel de nos connaissances », ne serait-ce pas plutôt « l'état actuel de notre ignorance ? ». C'est inévitable. C'est aussi le cas en médecine à ceci près que le malade n'a pas d'autre choix que de se faire soigner en fonction de l'état actuel des connaissances médicales. Le mangeur normal en revanche est en bonne santé. Tandis que s'il mange ce qu'on lui conseille en s'appuyant sur l'état actuel notre ignorance, il risque fort de tomber malade.

L'histoire des recommandations nutritionnelles est une histoire truffée d'erreurs. Certaines sont même amusantes, comme les conseils prodigués aux sportifs de l'époque.

On conseillait aux cyclistes participant au tour de France de fumer une cigarette juste avant le départ pour dilater leurs poumons et faciliter la respiration. Les documents de l'époque montrent Maurice Garin, premier vainqueur du tour, avec une cigarette à la bouche. Pendant la course en elle-même, il était conseillé de boire le moins d'eau possible et de privilégier la bière et le vin rouge avec de l'œuf.

L'eau a connu un véritable retour en grâce il y a quelques années. Il fallait en boire plus, toujours plus. Ne pas attendre d'avoir soif car la soif est un mauvais critère pour ajuster sa consommation d'eau. C'est du moins l'avis de la Société allemande de nutrition. Il faut prendre de bonnes habitudes dès son plus jeune âge : 820 ml par jour pour les enfants de 1 à 4 ans, 920 ml de 4 à 7 ans, puis 940 ml après 7 ans. Et ça continue à augmenter progressivement. De 25 à 51 ans, 1 410 ml, ensuite on retombe à 1 230 pour repasser à 1310 ml après 65 ans. Certains experts ont même conseillé aux adultes de boire deux litres par jour. Étrange que les autres créatures de cette planète puissent boire en fonction de leurs besoins sans se trimballer avec un verre doseur ! Le cheval, l'hippopotame et l'éléphant boivent comme des trous ! Seul l'homme a besoin de mesurer sa consommation avec un verre doseur apparemment !

Foutaises ! Les preuves scientifiques sont plus que minces. Dan Negoianu et Stanley Goldfarb, de l'université de Pennsylvanie à Philadelphie en ont cherché justement.

— Aucun résultat scientifique ne justifie la recommandation de boire deux litres par jour. Pour le professeur Jan Galle, directeur de la Clinique de néphrologie et de dialyse à Lüdenscheid, la soif reprend ses droits.

— Les adultes en bonne santé qui n'ont plus soif après avoir bu un litre ne doivent pas se forcer à consommer davantage d'eau.

Le professeur Guy Vallencien, spécialiste de chirurgie urologique, s'est lui aussi insurgé contre les conseils des nutritionnistes. Boire de l'eau en excès est pour lui au mieux ridicule, au pire nuisible. Les adolescents et adultes en bonne santé ne devraient boire que quand ils ont soif. La soif est donc pleinement réhabilitée.

Le procès intenté au café fait sans doute partie des erreurs les plus célèbres. L'une des plus anciennes expériences de la diététique visait à démontrer ses dangers.

Le chercheur était roi, il avait donc toute latitude dans le choix de ses méthodes. Convaincu que le café était un poison, le souverain suédois, Gustave III, se mit en tête de le prouver à ses sujets. L'expérience devait montrer que la consommation de café conduisait rapidement à la mort. Aidé de deux médecins, il mena son expérience sur des jumeaux condamnés à la peine capitale. L'un devait boire trois pots de café par jour, l'autre trois pots de thé. Les deux médecins étaient chargés de surveiller l'expérience. Une méthode moralement douteuse mais les rois à l'époque avaient tous les droits et ne s'embarrassaient pas de considérations morales.

Dans leur cachot, les détenus buvaient tous les jours leur ration de café ou de thé. Ils burent et burent encore. Les médecins moururent. Les prisonniers continuèrent à boire. Le roi mourut. Les prisonniers continuèrent à boire. Le buveur de thé trépassa à l'âge de quatre-vingt-trois ans. Et le buveur de café mourut en bon dernier.

Conclusion de l'expérience : le café n'est pas un poison. Il n'en fut pas moins interdit en Suède en 1794. Et sa mauvaise réputation l'a poursuivi pendant des siècles, alimentée par les nutritionnistes qui l'accusaient d'avoir un effet déshydratant. Ils ont continué à l'affirmer longtemps bien après que le roi de Suède a rendu son tablier de scientifique. Le café priverait le corps de l'eau dont il a besoin.

Apparemment, personne n'avait eu l'idée de vérifier cette hypothèse en mesurant par exemple la quantité d'urine après la pause-café. Personne, avant Kristin J. Reimers du Centre pour la nutrition humaine (Center for Human Nutrition) à Omaha dans l'État du Nebraska. Avec ses collaborateurs, elle a mis au point une expérience d'une durée de vingt-quatre heures. La moitié des sujets ne devait boire que des boissons sans caféine, l'autre moitié pouvait consommer du café, du thé, du Coca-Cola. Surprise : tout le monde a plus ou moins pissé la même quantité. Conclusion, le café ne déshydrate pas à condition d'en consommer raisonnablement.

— L'idée selon laquelle le café serait nocif ne tient plus debout aujourd'hui, dit Thomas Hofmann, directeur de l'Institut de la chimie des aliments à l'université de Münster.

D'après une représentante de la Société allemande de nutrition (DGE), qui s'exprimait dans le *Süddeutsche Zeitung*, cette idée reçue sur le café qui déshydrate viendrait d'une mauvaise interprétation d'études assez anciennes :

— On a vite tendance à édicter des règles à partir de découvertes quand on cherche à faire passer un message.

En clair, on a vite tendance à exagérer. Encore faut-il qu'il y ait de réelles découvertes.

À l'évidence, la méthode purement scientifique ne joue pas un grand rôle dans la diététique. Voilà qui peut paraître étonnant car la diététique et l'écotrophologie sont souvent enseignées au sein des universités scientifiques. On serait presque tenté de dire que les préceptes des nutritionnistes tombent du ciel. Autrefois, à l'époque de Hildegard de Bingen (1098-1179), c'était littéralement le cas. La religieuse allemande avait des visions que Dieu lui ordonna de coucher sur le papier, ce qu'elle fit, secondée par son secrétaire. Elle eut un grand nombre d'adeptes de son vivant et ses idées sont encore très prisées dans certains cercles. L'abbesse bénédictine a même fondé son propre couvent, puis quelques années plus tard, une filiale. « L'épeautre est la meilleure céréale », disait-elle. En revanche, les poires ne la convainquaient guère, les mûres déjà un peu plus. « Celui qui mange beaucoup de noix est souvent sujet à la fièvre. » Pour la religieuse, la viande d'ours est impure car elle échauffe les sens et conduit au péché. « Et la chair de l'ours n'est pas bonne à manger pour l'homme parce que si elle est mangée, l'homme en sera enflammé de désir. Et comme les roues font tourner de même que la viande d'ours fait de même et pousse l'homme au désir. » Hildegarde de Bingen s'est aussi penchée sur les vertus de la poudre de réglisse. « Elle est surtout utile au frénétique, car s'il en mange souvent, elle éteint la fureur qui est dans son cerveau. » La communauté hildegardienne s'interroge encore aujourd'hui sur le sens à donner à cette « fureur qui est dans son cerveau ».

Apparemment, dès le Moyen Âge, les hommes ont ressenti le besoin de suivre des conseils d'érudits en matière d'alimentation. Des nobles allemands ont fait traduire une œuvre de référence écrite en arabe et appelée dans sa version latine *Tacuinum Sanitatis*. Une sorte de bible illustrée de l'alimentation. L'auteur, Ibn Butlan, est né à Bagdad de parents chrétiens. Son traité a été traduit en latin à Palerme, à la cour de Manfred de Sicile, pour la famille du duc de Württemberg, Eberhard im Bart (1445-1496).

Ibn Butlan prodiguait lui aussi des conseils qui paraissent pour certains très modernes (« Le pain blanc nourrit mais constipe », les noisettes sont « bonnes pour le cerveau ») pour d'autres, plutôt bizarres : l'ail serait utile contre les scorpions et les vers mais mauvais pour les yeux et le cerveau, à part si on y ajoute du vinaigre et de l'huile. Les poires stimulent les estomacs faibles mais entravent les fonctions de la vésicule biliaire. Antidote : de l'ail tout de suite après le petit déjeuner. Naturellement, l'accès à ces traités était fort limité. Le menu peuple ne pouvait pas se payer ces prestigieux ouvrages illustrés.

Un débat a longtemps agité le monde chrétien. Dans quelle mesure peut-on autoriser le plaisir ? Les chrétiens étaient partagés entre désir et péché. Il fallait prendre soin de son corps qui était un don de Dieu mais ne pas dédaigner les autres créations de Dieu, mises à la disposition de l'homme. « Ainsi si nous considérons dans quel but Dieu a créé les aliments, nous trouverons qu'il n'a pas seulement voulu pourvoir à nos besoins mais qu'il s'est aussi préoccupé de notre goût et de notre plaisir. Pour les végétaux, les arbres et les fruits, en plus de la diversité de leurs utilisations, il a voulu réjouir notre vue par leur beauté et nous procurer un autre plaisir par leur parfum », écrit par exemple Jean Calvin. Il y a aussi eu un débat autour du vin. Le vin était officiellement soutenu par la Bible. « Cesse de ne boire que de l'eau, mais prends un peu de vin », conseillait Paul à Timothée (première épître de saint Paul à Timothée, 23). Un conseil que certains ont pris très à cœur si bien que Novatien, prêtre influent de Rome au IIIe siècle, se vit contraint d'intervenir. Il critiqua l'habitude qu'avaient certains chrétiens « de boire dès le matin à jeun » et se demandait ce qu'ils allaient faire l'après-midi alors qu'ils étaient déjà ivres à midi.

Chez les Juifs aussi, l'origine des lois alimentaires (Cacherout) se trouve dans la Torah, même si les commandements et les interdits ont une motivation sanitaire aussi. Ce qui est « casher » est autorisé parce qu'il est considéré comme pur et sans risque. Avec le développement des produits ultratransformés, les critères ont dû évoluer et on trouve même des oursons gélifiés et des additifs chimiques cachers.

Toutes les civilisations se sont préoccupées de définir quels aliments étaient sains et recommandables. La « diététique » était une composante classique des doctrines de l'Antiquité, pas seulement en Occident mais aussi en Chine. Depuis des siècles, on se préoccupe là-bas de trouver un élixir d'immortalité. Le premier empereur chinois uin Shi Huang (259-210 av J.-C.) était lui-même obsédé par la vie éternelle. C'est à lui qu'on doit l'armée de près de 8 000 soldats en terre cuite. Les élixirs de longue vie de l'époque ressemblaient plutôt à des potions magiques. L'empereur était entouré d'une cour d'experts de différentes plantes « cryptogames » (les champignons, les fougères, les mousses) dont la consommation pouvait provoquer de légères hallucinations. La frontière entre la médecine et la magie était floue.

Aujourd'hui, cette frontière devrait être bien réelle. Les conseils en nutrition devraient s'appuyer sur des éléments scientifiques solides. Pourtant, certains plats particulièrement prisés des diététiciennes, font presque l'objet d'une vénération mystique sans aucune raison valable. La salade, par exemple.

De la salade à toutes les sauces. Aucun aliment ne bénéficie d'une réputation aussi irréprochable. Certaines femmes ne se nourrissent pratiquement que de salades. « Pour moi, ce sera une salade », commande classique des clientes de restaurants, qu'elles sortent du bureau, de la maison, du court de tennis ou du parcours de golf.

En réalité, la salade est aussi saine qu'un mouchoir en papier, comme l'a révélé Udo Pollmer, qui n'a pas l'habitude de mâcher ses mots. 100 grammes de laitue iceberg, c'est 95 % d'eau, 13,1 calories, peu de vitamines et minéraux, et 1,8 gramme de fibres. Même une portion de frites de 100 grammes fait mieux en matière de fibres, elle en contient 2,5. Un mouchoir en papier mouillé se rapproche vraiment d'une salade quand on y pense. Logiquement, les voix du ciel ne tiennent pas la salade en haute estime. C'est pourquoi, la vieille abbesse Hildegarde de Bingen, trouvait que « la salade du jardin possède un principe glaçant. Manger à l'état nature son suc propre à rien, vide le cerveau humain et remplit l'estomac de produits morbides ».

Aujourd'hui encore, la magie semble jouer un rôle important dans le choix des plats « sains ». Il n'y a pas de fondement scientifique. Même quand il s'agit de campagnes de sensibilisation, donc d'efforts louables, comme cette initiative de l'AID en Allemagne (organisme aujourd'hui dissous), qui avait inventé un « permis nutrition » dans les écoles primaires allemandes. Une invention qui provoquerait l'hilarité de tout lion qui se respecte. Passer un permis avant de partir à la chasse à l'antilope ? Aucun être vivant n'a besoin d'un permis pour s'alimenter.

Le « permis nutrition » s'obtenait très vite, dès le CE2. Le programme était divisé en six fois deux heures, six unités de cours. Ces cours autour de la nourriture étaient naturellement adaptés aux enfants et tout était fait pour qu'ils apprennent en s'amusant. Au terme du programme, un petit examen. On concluait la session par un buffet froid. D'accord, c'était un effort louable, mais très limité. Dans les cours de cuisine, il n'y avait ni viande, ni volaille, ni saucisses, ni œufs. Tout était froid.

Bien sûr, ce « permis nutrition » a fait des émules. Le géant de l'agroalimentaire Nestlé a tout de suite voulu en distribuer un lui aussi. L'AID a crié au scandale si bien que Nestlé s'est contenté de lancer sa propre campagne de sensibilisation.

Les écoliers sont une cible privilégiée à la fois des nutritionnistes et des industriels cherchant à faire croire qu'ils agissent dans leur intérêt. C'est très bien de leur apprendre le plus tôt possible à manger équilibré et à bien choisir les aliments qu'ils consomment. Il s'agit là de leur avenir et de leur santé. Naturellement, les multinationales de l'agroalimentaire veulent être associées à ces campagnes sur la nourriture saine. Même si ou peut-être parce qu'elles proposent des produits qui ne sont pas tous sains. Ainsi, le Cniel (Centre national interprofessionnel de l'économie laitière) en France est depuis longtemps un partenaire de l'Éducation nationale. Il intervient notamment à l'occasion de la Semaine du goût en mettant à disposition des enseignants des mallettes pédagogiques dont le contenu insiste naturellement sur l'importance des produits laitiers.

Les nutritionnistes, les diététiciens et les associations qui les représentent se sentent étroitement liés à l'industrie agroalimentaire. Voilà qui ne risque pas d'améliorer la réputation déjà déplorable de la branche. L'influence de l'industrie accentue le manque de crédibilité dont souffre déjà la recherche en nutrition. Les problèmes de conflits d'intérêts sont nombreux, aussi bien en France qu'en Allemagne. Ainsi en juillet 2016, le journal *Le Monde* a révélé des conflits d'intérêts « jetant le doute sur l'impartialité » d'une étude menée sur l'étiquetage alimentaire. Deux comités avaient été créés pour comparer « en condition réelle d'achat » quatre systèmes d'étiquetage existants. Le comité de pilotage était présidé par Benoît Vallet, le directeur général de la santé, et par Christian Babusiaux, président du Fonds français pour l'alimentation et la santé (FFAS), une organisation financée par l'industrie agroalimentaire. Au sein du comité, sur les quinze membres, quatre représentaient la grande distribution et les industriels de l'agroalimentaire et étaient à la fois juge et partie puisque l'un des systèmes à évaluer était proposé par l'industrie agroalimentaire. Le deuxième comité, le scientifique, devait veiller à la rigueur des opérations. Trois membres ont démissionné en cours de route et six des dix autres membres collaboraient avec des industriels (Danone, Nestlé). Le doute sur leur impartialité était donc permis.

Les industriels de l'agroalimentaire soutiennent les associations de médecins ou d'autres professionnels de santé par exemple lors des Journées francophones de nutrition qui regroupent tous les ans plus de deux mille professionnels de santé, médecins, diététiciens et chercheurs. Qui sont les partenaires de cette manifestation ? Danone, Nestlé, Yoplait qui disposent chacun de leur stand. Au cours de cette manifestation, ces géants de l'agroalimentaire récompensent plusieurs chercheurs. Cela fait naturellement partie de leur stratégie. Ils s'invitent dans le débat public et dans toutes les manifestations (congrès, formation continue) regroupant des nutritionnistes et des diététiciens.

La position des experts est très importante pour les diététiciens. Les spécialistes se retrouvent aussi dans un organisme fondé par le géant Danone, l'Institut Danone, présent dans dix-sept pays.

Comme chacun sait, Danone s'engage beaucoup pour la santé avec ses petits-suisses Danonino enrichis en calcium et en vitamine D, qui malgré les fruits représentés sur leur emballage n'en contiennent pas, pas même sous forme d'arôme (une pétition a même été lancée en 2017 par l'ONG Foodwatch pour contraindre Danone à modifier l'étiquetage de ses Danonino). Danone s'engage aussi pour la santé avec ses bactéries spéciales présentes dans les yaourts Actimel et Activia. Et les professeurs les plus importants s'engagent pour Danone. Au sein du Conseil d'administration de l'Institut Danone France, présidé par Mohamed Merdji, enseignant-chercheur à Audencia Nantes, on trouve par exemple le professeur Eric Bruckert (endocrinologie métabolisme et prévention cardiovasculaire, hôpital La Pitié-Salpêtrière, Paris), le professeur Olivier Goulet (gastro-entérologie et nutrition pédiatrique, hôpital Necker-Enfants malades Paris) et M. Luc Morlier (chercheur en neurosciences au CNRS de Strasbourg).

Danone a ainsi pris sous son aile les meilleurs représentants des différents domaines qui l'intéressent.

L'Institut Danone se préoccupe aussi des consommateurs de demain « parce qu'il est important de bien manger à tout âge » et propose des livrets pédagogiques pour éduquer les enfants au goût et à la nutrition. Il y a donc les livrets « Petite enfance pour l'éveil au goût » et même des guides pratiques pour les assistantes maternelles. L'industriel Kellogg's, spécialisé dans les céréales du petit déjeuner, se lance lui aussi dans l'éducation à la nutrition. McDonald's a son McDonald's Food Check (savourer en connaissance de cause). Quant à Nestlé, il déploie une armée de nutritionnistes et de diététiciens qui se déplacent jusque dans les écoles et organisent des sorties dans des fermes bio. Des milliers de classes ont participé à ces actions. À Hambourg, 24 % des écoles se sont inscrites, à Thüringen 22 %.

L'association de consommateurs Foodwatch est sceptique.

— L'impact publicitaire sera énorme. En ouvrant les écoles publiques aux industriels de l'agroalimentaire, on leur octroie une légitimité supplémentaire. Quand ils deviennent les partenaires officiels d'institutions gouvernementales ou d'associations sportives, ils gagnent en crédibilité, ce qui est forcément bénéfique pour leur image.

La plupart du temps, les industriels ne font qu'enfoncer des portes ouvertes. Ils sont bien accueillis dans les écoles publiques ou par les autorités cultuelles. Même les scientifiques s'expriment avec bienveillance. Par exemple, la professeure Ingrid-Ute Leonhäuser de l'Institut des sciences de la nutrition à l'université Justus-Liebig de Giessen. Elle trouve l'initiative de Nestlé géniale. Pour elle, les initiateurs de cette campagne « sont tombés juste ». « C'est une précieuse contribution à l'éducation à la nourriture saine », d'après le communiqué de presse de Nestlé.

À la Cosmopolitan School de Berlin-Mitte, les troupes de Nestlé n'auraient aucune chance. La directrice Yvonne Wende ne tolère même pas le Nesquik de Nestlé. La poudre chocolatée figure sur la liste noire. Les tartines à la confiture sont elles aussi interdites. C'est d'ailleurs ce qui a provoqué la colère de la mère rebelle. Dans son article, elle a écrit : « À son retour de l'école, mon fils m'a dit qu'il avait eu des ennuis avec les surveillants de la récréation. Sa tartine de pain à la confiture ne convenait pas. On lui a aussi conseillé de ne jamais manger de yaourt à la mousse de mangue, ni à l'école, ni à la maison. Qu'il ne se gêne pas pour le dire à sa mère ! ont ajouté les surveillants. »

Les surveillants de récréation en patrouille : tout morceau de pain suspect sera confisqué. Et la traditionnelle tartine n'est pas la seule à être bannie de la cour de récré. D'autres goûters sont dans le collimateur de la directrice. La mère rebelle a publié la liste des produits interdits. Sont à proscrire : « Les boissons énergisantes, les thés glacés, les limonades, les jus de fruits, les boissons chocolatées, les milk-shakes à la fraise, les yaourts à boire sucrés, les fioles d'Actimel (une montagne de sucre), les sirops de fruit à la limonade, les smoothies. » Même rigueur pour le casse-croûte : « Merci de n'apporter aucun produit sucré ou mauvais pour la santé tel que les barres énergétiques, les barres de céréales, les Balisto, les croissants, les tartines de confiture ou de Nutella, les pâtisseries "ethniques", même dans leur version bio. Les produits bio aussi sont pleins de sucre, de sirop d'agave, de miel et de fructose. »

La directrice ne comprend pas qu'on puisse remettre en question ses instructions.

— Notre politique en matière de nutrition est juste et saine.

Elle parcourt les couloirs et les allées de son école pour s'assurer que tout est en ordre. L'école se trouve dans un ancien bâtiment, discrètement rénové. Il a abrité la première ANPE allemande. Dans les années 1990, c'était un bureau de l'état civil, aujourd'hui c'est un lieu dédié à l'éducation : maternelle, école primaire, collège et lycée, les élèves reçoivent un enseignement bilingue, anglais et allemand. 700 élèves environ sont accueillis au sein de l'établissement.

Un petit garçon surgit dans le couloir. Il s'appelle Sidney. Il prend un carton à côté de la porte puis disparaît dans sa classe avec le lait. La directrice précise :

— Du lait, sans sucre, sans poudre chocolatée. C'est ce qu'ont décidé les parents. Du lait nature. Nous distribuons aussi de l'eau ou de l'eau minérale gazeuse avec du jus de pomme. Les autres boissons ne sont pas autorisées. Pas de Nesquik. Le matin, nous proposons un bon petit déjeuner avec des fruits et de l'eau. Le thé est autorisé mais sans sucre. Nous veillons à ce qu'il n'y ait pas de sucre dans le thé.

Contrôles antisucre ? C'est aussi la patrouille de la récré qui s'en charge ?

— On le sait tout de suite quand il y a du sucre dedans.

Devant une salle de classe, une bouteille de Sprite. Alerte ! Du Sprite, la limonade de Coca-Cola ! Bourrée de sucre, beurk ! La directrice nous rassure immédiatement.

— Il y a de l'eau dans la bouteille.

Elle descend à la cafétéria. Une salle d'une sobriété toute monacale. Des bancs. Des tables. Des murs nus. Et sur le comptoir, sous une cloche en verre : des petits pains ronds. Il y a des petits pains ronds à la cafète ! Encore une fois, Mme Wende nous rassure immédiatement.

— Ce sont des petits pains complets aux céréales. Pas de pain blanc ici.

— N'est-ce pas là une rigueur toute prussienne ? On n'est pas loin de la dictature. Jusque dans la boîte à goûter !

Mme Wende ne comprend pas vraiment la question. Elle répond :

— Je suis une Berlinoise.

Mme Wende est persuadée du bien-fondé de sa mission. Elle est totalement investie de son rôle. Et sans doute vaut-il mieux donner du lait nature aux enfants plutôt que du Nesquik, du Coca ou des génoises enrobées de chocolat avec une mousse de lait à l'intérieur.

Ces règles s'appliquent uniquement au sein de l'école. C'est ce qu'a fait remarquer la diététicienne de la DGE interrogée par la mère rebelle.

— La question est de savoir s'il faut absolument consommer ces aliments à l'école. Les enfants n'ont-ils pas suffisamment l'occasion d'en manger pendant leur temps libre, les week-ends, les jours fériés et les vacances ?

N'est-ce pas étrange qu'une diététicienne réduise volontairement le champ d'application de ses directives nutritionnelles ? On a parfois le sentiment que même les spécialistes ne savent pas exactement ce qui est bon ou mauvais. C'est peut-être le cas de cette dame. Bienvenue au club ! serions-nous tentés de dire.

C'est ce que pense aussi le nutritionniste munichois Hans Hauner, membre de l'Institut Danone :

— Personne ne peut dire au fond quelle est l'alimentation optimale.

Hans Konrad Biesalski, nutritionniste de Hohenheim, ne le sait pas lui non plus. Au début de son cours magistral, il propose à ses étudiants le marché suivant :

— Celui qui pourra me dire à la fin du cours ce qu'est une alimentation saine se verra décerner un prix.

Le prix n'a encore jamais été attribué.

Pas étonnant que certains deviennent fous à force de réfléchir constamment à une alimentation saine qui n'existe même pas. Ce souci permanent peut devenir une obsession voire une maladie. Elle a été décrite pour la première fois en 1997 par le médecin américain Steven Bratman qui a inventé un terme pour la désigner : *orthorexia nervosa*. Symptôme caractéristique de cette pathologie : une peur maladive des frites. Bratman évoque le cas de Kate Finn, une jeune professeure de yoga australienne morte à l'âge de trente-quatre ans parce qu'elle suivait depuis des années un régime « détox ». C'était une fanatique des crudités. Elle n'était pas obsédée par la quantité mais par la qualité. Elle souffrait de multiples carences et avait perdu trop de poids, ce qui a provoqué son décès. D'après David Warburton, psychopharmacologue de l'université britannique de Reading :

— Ce souci constant de l'alimentation saine impacte sans doute plus lourdement la santé que le cholestérol, le gras, l'alcool, la caféine ou la nicotine.

Ainsi les messages nutritionnels peuvent vite se muer en risques pour la santé. Quand ils rendent les gens complètement dingues. Et cela ne se limite pas uniquement à leur préoccupation constante pour le « manger sain ». Certains des conseils concernant un type bien précis de nourriture peuvent aussi nuire à la santé.

Prenons le pain complet ou les céréales complètes. Depuis des années, les experts en nutrition nous vantent leurs bienfaits. C'est en quelque sorte le dernier bastion de l'alimentation complète, on les place sur un piédestal depuis que les aliments industriels ont subi une purification et sont passés d'ennemis à sponsors. La farine complète contiendrait plus de nutriments que la mauvaise farine blanche, argumentent les défenseurs des céréales complètes. Tout le monde devrait en consommer, même les bébés. On oublie cependant de nous dire que ces aliments complets peuvent provoquer des carences en fer. En effet, l'enveloppe des graines, céréales et légumineuses contient de l'acide phytique qui a la particularité de se combiner avec les autres minéraux comme le fer et le zinc et empêche leur assimilation.

C'est lié aux groupements phosphate chargés négativement, comme l'explique le *Neue Zürcher Zeitung* aux amis des détails chimiques. « La molécule peut posséder jusqu'à six groupements phosphate chargés négativement. Ils peuvent ainsi piéger des cations de fer ou de zinc empêchant leur absorption dans l'intestin au cours de la digestion. » Il existe cependant quelques astuces pour éliminer les phytates. Ainsi le pain traditionnel au levain contient moins de phytates. L'acidification permet la neutralisation de l'acide phytique. Pourtant, ce n'est pas le pain au levain qu'on conseille mais le pain complet. D'après le *Neue Zürcher Zeitung*, ce n'est pas sans conséquences : « Certains experts pensent que cette consommation de céréales et légumineuses complètes peut expliquer les carences en fer observées chez beaucoup de femmes et d'enfants. »

Les conseils des nutritionnistes ont donc aussi leurs mauvais côtés. Tout comme les discours sur la consommation d'eau qu'on nous sert depuis des années : « Boire au moins un litre et demi d'eau par jour. » Une surconsommation d'eau peut parfois conduire à une intoxication à l'eau, également connue sous le nom d'hyperhydratation.

L'eau consommée en excès dilue la concentration d'électrolytes dans le sang, dont le sodium. L'équilibre hydroelectrolytique est alors compromis. Ça, c'était pour les fans de chimie. Ce qu'il faut retenir, c'est que l'eau va s'infiltrer dans toutes les parties du corps, même dans le cerveau. La pression exercée sur le cerveau va augmenter et entraîner des conséquences neurologiques. Les symptômes associés à cette surhydratation sont des nausées, des céphalées, des étourdissements. Ils peuvent aller jusqu'au coma et à la mort. Une concurrente du marathon de Boston a trouvé la mort en 2002, tout comme David Rogers en 2007 (il avait vingt-deux ans) lors du marathon de Londres. Jennifer Strange, quant à elle, avait vingt-huit ans lorsqu'elle a participé à un concours organisé par une radio californienne. Il s'agissait de boire la plus grande quantité d'eau sans uriner ou vomir. La station offrait une console de jeux Nintendo Wii au gagnant. Quelques heures après le concours, Jennifer s'est sentie mal. Elle a été retrouvée morte chez elle. Elle avait succombé à une intoxication à l'eau.

Même la campagne sur la consommation de fruits (au moins cinq par jours) peut avoir des conséquences négatives. De plus en plus de personnes souffrent d'une intolérance au fructose. C'est délicat. D'un côté, il est conseillé de manger plus de fruits, mais de l'autre de nombreux aliments industriels contiennent du fructose transformé. Résultat : trop de fructose, le corps réagit et développe une intolérance. Maximilian Ledochowski, nutritionniste à Innsbruck, a signalé plusieurs cas de dépressions liés à une intolérance au fructose.

C'est sans doute la campagne contre le gras qui a eu les conséquences les plus lourdes. L'alimentation pauvre en matières grasses n'a rien apporté, elle a même été nocive pour les gens, a constaté Walter Willett, professeur émérite d'épidémiologie et de nutrition à l'École de santé publique de Harvard (Boston, Massachusetts). Il a passé au crible toutes les études existantes sur les conséquences d'une alimentation allégée en matières grasses. Il a aussi critiqué les nutritionnistes.

— Malheureusement beaucoup d'experts en nutrition ont pensé qu'il était trop difficile d'informer la population en usant de nuances. On a donc opté pour un discours simpliste : le gras, c'est mauvais.

Si les conseils prodigués ont été plus néfastes qu'utiles, alors ceux qui n'ont pas suivi les instructions sont mieux lotis que les autres.

— Apparemment, les conseils permanents sur l'alimentation saine n'améliorent pas la santé de ceux qui les appliquent, au contraire, ils semblent contribuer à la détériorer, dit l'épidémiologiste Paul Marantz de l'Albert-Einstein-College à New York. Beaucoup de recommandations nutritionnelles n'ont aucun fondement scientifique, déplore-t-il. Tant qu'on n'a pas la preuve qu'un aliment est nocif ou utile, le meilleur conseil qu'on puisse suivre en matière de nutrition, c'est de ne pas écouter les conseils.

Pas étonnant que beaucoup soient sceptiques et que certains protestent. La mère rebelle de la Cosmopolitan School de Berlin est allée consulter un psychologue pour l'écriture de son article. Eckhard Schiffer, psychothérapeute et auteur de plusieurs ouvrages, a établi une distinction intéressante :

— On peut être fidèle à des principes tout en tolérant quelques entorses à la règle.

La mère en a déduit qu'un petit péché de gourmandise de temps à autre ne pouvait pas faire de mal.

— Il est important d'apprendre à son enfant à prendre soin de son corps, à bien se nourrir mais on doit aussi lui faire comprendre qu'il peut se permettre une entorse de temps en temps. Même en sachant ce qui est bon ou mauvais pour la santé, on ne pourra pas toujours résister à la tentation. On peut s'autoriser une gourmandise, un petit péché, et ça aussi on doit l'apprendre à son enfant.

Savoir ce qui est bon pour la santé : à la Cosmopolitan School de Berlin, on est sûr de détenir la vérité. Sinon, la directrice ne pourrait pas imposer des règles aussi claires. Quand elle parcourt les couloirs de son école, rien n'échappe à son attention. Elle s'arrête. Se penche. Soulève un récipient. Il contenait la collation aux fruits de la veille. Dieu merci. Rien d'interdit. Quelques restes de fruits à l'intérieur.

— C'est de la banane et de la pomme. À quinze heures, on distribue une assiette de fruits aux élèves. Dans toutes les classes. Des fruits bio. Bien lavés.

Des fruits bio, bien sûr. Et bien lavés naturellement. Logique !

C'est une évidence ici, il faut consommer bio. On en parle aussi en cours. Les élèves se sont par exemple intéressés aux produits qui sont vraiment meilleurs dans leur version bio. Ils ont ensuite réalisé une affiche. Son titre : « Who thaught that Bio food tasted better ? » Elle recense les produits bio qui ont recueilli le plus de suffrages (par rapport à la version conventionnelle). Les pommes, les carottes, la mozzarella. Mais la plupart des élèves ont plébiscité le pain bio.

Une camionnette blanche s'arrête devant la porte. L'entreprise s'est positionnée sur le marché du bio et livre plusieurs écoles maternelles et primaires de Berlin. Au menu : poêlée de légumes à la mexicaine, velouté de maïs, biscuits à l'épeautre.

Manger bio revient cher, entend-on souvent. Ce n'est pas vrai. Tout dépend de ce qu'on consomme et de notre façon d'associer les aliments. Même les produits proposés par le traiteur ne sont pas si chers. Mais rien de tel que de cuisiner à la maison pour réduire les coûts. En préparant des choses simples, on peut manger pour vraiment pas cher. Pourquoi ne pas se lancer dans la confection des Spätzle ?

Ingrédients : 300 grammes de farine, un œuf ou deux ou trois, un peu d'eau, une pincée de sel.

Préparation : Dans un récipient, battez les œufs avec l'eau et le sel puis ajoutez la farine et mélangez à l'aide d'une cuillère en bois avec un trou, jusqu'à obtenir une pâte homogène qui fait des bulles. Répandez un peu de pâte sur une planchette et découpez de petits filaments d'une épaisseur de cinq millimètres environ. Faites glisser les filaments de pâte dans une casserole d'eau bouillante. Dès que les Spätzle remontent à la surface, retirez-les à l'aide d'une écumoire et plongez-les dans l'eau froide. On peut les servir immédiatement ou les faire sécher et les faire sauter dans un peu de beurre pour les faire dorer.

C'est naturellement beaucoup moins cher que les Spätzle qu'on trouve dans les supermarchés… même avec la plus chère des farines bio et des œufs bio de luxe pondus par des poules heureuses. Et naturellement, c'est bien meilleur.

Reste à savoir si c'est meilleur pour la santé. La directrice de la Cosmopolitan School de Berlin en est persuadée. Et les amis des Spätzle aussi.

Pourtant les premiers doutes apparaissent sur le bio. Même les leaders de la branche éco s'interrogent. Les produits bio sont-ils vraiment meilleurs pour la santé ?

5

Texture collante

Les produits bio tiennent-ils leurs promesses ?

C'est une vaste propriété, située sur une colline offrant une belle vue sur le paysage environnant. Le restaurant propose un goulasch accompagné de pâtes. Un groupe attablé parle français. Les vaches broutent dans les pâturages. La prairie est parsemée de taches bleues, mauves et jaunes : myosotis, trèfles et pattes-d'oie sont en fleurs. Un petit tracteur Ferrari est stationné à côté de la pommeraie laquelle est couverte de filets. De drôles d'écriteaux sont accrochés aux poteaux.

Rangée 14
VR Topaze
Avec Bc (4)
V3 (-M-)

Les pommiers sont sous surveillance. Une surveillance rigoureuse et scientifique. On s'intéresse aux bienfaits secrets de la nature et au moyen de les stimuler pour le bien de l'humanité.

Jardiner sans utiliser de poisons. En ce moment, on attend la venue des chauve-souris qui devraient arriver de la vallée voisine et liquider les pucerons. Les chercheurs se demandent s'ils devraient les appâter ou même les transporter jusqu'ici mais au bout du compte, ils préfèrent attendre. Nous devons être patients, disent-ils. Ils veulent se contenter de mettre la nature sur la voie.

Bienvenue au plus grand centre de recherche écologique du monde : l'Institut de recherche de l'agriculture biologique, FIBL. Il est situé à Frick, une commune suisse de 5 000 habitants entre Zurich et Bâle. Une organisation internationale avec des filiales en Allemagne et en Autriche, 50 hectares de terres. Elle emploie près de 200 personnes. On dépense beaucoup d'argent pour améliorer encore la qualité des produits bio. Cet institut représente en quelque sorte l'avant-garde du bio.

Et lui, c'est le chef : professeur Urs Niggli, un homme affable, érudit, avec de rares cheveux gris et un sourire malicieux. Il porte un pantalon noir, des chaussures noires, un blazer et une chemise à carreaux bleus et blancs. C'est un homme très sollicité par les médias, la communauté scientifique, les organisateurs de congrès et bien sûr les visiteurs du site.

Dans son bureau, les présents des visiteurs s'entassent sur les placards en bois : vins, huiles d'olive, pâtes d'amande, éléphants sculptés offerts par des Indiens. Une délégation thaïlandaise présidée par le ministre de l'Agriculture a offert un pot jaune avec une photo du roi. À côté de son écran plat et de l'ordinateur portable, un casque que Niggli utilise quand il communique par Skype avec des interlocuteurs à l'étranger, mais parfois aussi pour écouter de la musique classique :

— J'aime bien Haydn ou Mozart. J'écoute quand il y a beaucoup de bruit autour.

Tout le monde veut en savoir davantage sur les effets de la nourriture bio sur le corps. Peut-on se nourrir plus sainement avec des produits bio ? Les médias veulent le savoir, les parents, qui donnent du bio à leurs enfants en pensant qu'ils seront en meilleure santé mais aussi la concurrence restée fidèle aux toxines et aux engrais chimiques parce qu'elle doute que le bio soit vraiment meilleur.

Niggli devrait être un ardent défenseur des poules et des carottes bio. Pour autant, il est le premier à souligner :

— Aucune étude scientifique ne prouve que les produits bio sont meilleurs.

Les médias reprennent ses propos et ainsi il devient le témoin principal dans le procès d'une cause pour laquelle il se bat pourtant.

Pendant des années, le bio a connu un véritable engouement et a bénéficié d'une excellente réputation. Les médias étaient enthousiastes. Un jour, cette belle image s'est ternie. Des voix de plus en plus nombreuses s'élèvent contre les prétendus bienfaits des produits bio : il n'y aurait pas de différence entre aliments conventionnels et aliments bio, pire, certains défauts qualitatifs sont pointés du doigt.

Le bio est une cause qui devrait pourtant se défendre aisément. Des données scientifiques l'attestent : les fruits bio, la viande bio, le lait bio sont meilleurs pour la santé que leurs équivalents conventionnels. L'agriculture et l'élevage bio produisent des aliments d'une qualité supérieure, les preuves sont là. On sait même que les fruits bio contiennent des substances actives, des composants qui renforcent les défenses immunitaires et protègent des maladies. Une découverte extraordinaire.

En fait, on devrait dépenser des millions pour promouvoir les aliments naturels et bio qui protègent des maladies. Contrairement aux substances isolées propagées par l'industrie des alicaments, les principes actifs des aliments bio agissent en symbiose, dans leur milieu, parfaitement adapté à l'organisme humain.

Mais voilà : les bienfaits pour la santé peuvent vite disparaître dès lors que l'aliment de base subit une transformation. C'est justement ce qui se passe avec les produits phares du boom bio, la purée de pommes de terre bio en flocons, les cubes de bouillon aux légumes bio et les plats préparés pour bébés. Voilà de quoi alimenter la propagande contre le bio. La crédibilité de toute la filière vacille.

« Le bio séduit de moins en moins », titrait même le journal de gauche allemand, *Tageszeitung*. En quelques années, le pourcentage de consommateurs convaincus par les bienfaits des produits bio a chuté de 41 à 28 %. Ceux qui trouvent que le « bio est meilleur » ne sont plus que 19 % contre 28 % auparavant.

Joseph Rosen, professeur émérite de toxicologie alimentaire à l'université de Rutgers (New Jersey) a même affirmé :

— Tous les consommateurs qui achètent des produits biologiques parce qu'ils pensent qu'ils contiennent plus de nutriments sains que les aliments conventionnels gaspillent leur argent.

Ce changement d'image s'est amorcé il y a longtemps déjà. Une étude réalisée en 1995 pour l'ancêtre de l'Institut fédéral allemand d'évaluation des risques alimentaires concluait après avoir évalué 150 essais scientifiques qu'il « n'y avait pas de différences majeures » dans les composants qui déterminent la valeur nutritionnelle d'un produit entre les aliments bio et ceux issus d'une agriculture ou d'un élevage traditionnels. En 2003, une commission d'experts mandatée par le gouvernement allemand a conclu dans un rapport très complet : « Jusqu'à présent, il n'existe aucune preuve scientifique étayant la théorie selon laquelle une consommation exclusive ou majoritaire d'aliments issus de l'agriculture ou de l'élevage biologique aurait une influence positive sur la santé. »

D'après Bernhard Watzl, de l'Institut Max Rubner à Karlsruhe :

— Les pommes issues de l'agriculture traditionnelle apportent autant de nutriments et ont les mêmes effets positifs sur la santé que celles issues de l'agriculture biologique.

Les chercheurs de l'université de Stanford ont publié dans la revue spécialisée *Annals of Internal Medicine* une méta-analyse qui a fait des vagues. Ils ont épluché et synthétisé de nombreuses études. Résultat de l'analyse : les produits bio ne sont pas fondamentalement plus sains. Certes, ils contiennent plus de nutriments et moins de pesticides mais cela ne serait pas d'une importance capitale pour la santé.

Enfin, des signalements concernant des défauts de qualité se sont multipliés. Ainsi des produits bio ont dû être rappelés à plusieurs reprises aux États-Unis à cause de contaminations bactériennes.

Pour combler le tout, le goût des produits bio laisse à désirer. Les pâtes bio seraient fades, la farce insipide « une bouillie aqueuse », ce sont là des commentaires de la fondation Warentest qui est très influente en Allemagne. En conclusion d'une étude comparative de grande ampleur, elle écrit : « Le bilan de notre étude risque de ramener brusquement les fans du bio à la réalité. Dans l'ensemble, il n'y a pas de différence significative de qualité entre aliments bio et aliments conventionnels. »

La fondation avait évalué 54 tests, parus dans des magazines spécialisés. Le plus souvent, on relevait des points négatifs lors de l'évaluation sensorielle d'un aliment (par exemple pour l'huile d'olive). Autres problèmes soulevés : « Beaucoup de germes, mauvais goût. » Ça, c'était pour le jambon cuit et la viande hachée. Précisons que les germes n'étaient pas là dès le départ. « Nous recherchons les germes à la date de péremption. Les produits bio sont particulièrement vulnérables, et ils sont moins fiables quant à la durée de conservation. Ils contiennent le moins de conservateurs possibles et s'abîment en général plus rapidement que les produits conventionnels. »

Pas assez de conservateurs. Un cas évident de défaut qualitatif. La grande distribution n'aime pas trop ça. Les produits se conservent moins longtemps, voilà qui réduit forcément les bénéfices. C'est du moins la position de la fondation Warentest. « Il serait nécessaire de définir des durées de conservation moins longues. Mais c'est plus facile à dire qu'à faire. Qu'il s'agisse du commerce des produits bio ou conventionnels, on cherche la plupart du temps à repousser la date de péremption. Ainsi, les produits peuvent rester plus longtemps dans les linéaires. » C'est un problème par exemple pour les super-soupes en sachet, les purées en poudre et autres produits du genre vendus en supermarchés. « Pour les produits ultratransformés, les fabricants bio ont beaucoup de mal à égaler la qualité des marques traditionnelles. »

En effet, les produits ultratransformés ne peuvent pas se passer des artifices du chimiste. Prenons l'exemple d'un produit high-tech, la margarine, « pur produit d'usine » comme le titrait *Le Monde* en 2015 ! La margarine qui ne peut pas être produite avec des moyens naturels. « La margarine bio ne peut pas rivaliser avec les margarines conventionnelles d'un point de vue gustatif et nutritif. » Raison : l'hydrogénation et la transestérification de l'huile végétale, procédés chimiques utilisés pour fabriquer la margarine traditionnelle ne sont pas autorisées pour la margarine bio. Bilan : la margarine bio a été un flop culinaire. Verdict implacable : recalée. L'une des margarines bio testées se détachait néanmoins du lot : la margarine allégée d'Unilever. Il n'y a pas à dire, les types d'Unilever sont des pros !

Poursuivons les tests dans les allées du supermarché bio : chaque rayon apporte son lot de problèmes et de défaillances. La purée en sachet ? Recalée à cause de sa texture trop collante. Pour les testeurs, la raison est évidente : « En renonçant aux additifs, aux stabilisateurs et émulsifiants, on perd l'onctuosité des purées en sachet traditionnelles. En se passant des conservateurs, on réduit la durée de consommation. » Dans la filière bio, les techniciens agroalimentaires ont pris un congé sabbatique à durée indéterminée. Pas étonnant que les produits manquent d'onctuosité.

Mais c'est avec le cappuccino en poudre qu'on a véritablement touché le fond ! Le constat est sans appel et cruel : la mousse est granuleuse ! Une véritable gifle pour les partisans du bio. La question de la mousse nous montre que les testeurs ne s'intéressent pas uniquement aux bienfaits pour la santé d'un produit. Les critères de qualité retenus sont ceux établis par les techniciens agroalimentaires pour fabriquer leur nourriture high-tech. Pour les produits high-tech ou plutôt « high-chem », le bio est malheureusement à la traîne, ce qui a aussi une incidence sur le goût. « Les produits bio n'ont pas un goût différent des produits conventionnels. Ils sont même moins goûteux quand ils sont ultra-transformés. L'utilisation d'ingrédients bio ne garantit pas un résultat gustatif optimal. »

C'est une autre histoire avec les produits peu ou pas transformés. « Le bio n'est pas à la hauteur pour les plats cuisinés mais marque des points sur les produits peu ou pas transformés », concluent les testeurs. « Les produits issus de l'agriculture ou de l'élevage bio ont des critères de qualité supérieurs. » Bilan : quand il passe « directement » du champ à l'assiette, le bio c'est top ! La plupart des fruits et légumes bio ne présentent aucune trace de pesticides chimiques : les tomates, les pommes, le citron vert, la roquette, le thé. La fondation Warentest est d'accord sur ce point : c'est un avantage incontestable pour la santé.

Les sœurs du couvent de Heiligenbronn sont bien placées pour en parler. Elles ont participé à une expérience célèbre qui devait démontrer les bienfaits des produits bio. L'étude a été réalisée par l'Institut pour la recherche biodynamique de Darmstadt, donc par une institution de la sphère bio, ce qui a fait naître quelques doutes quant à l'impartialité des conclusions. Néanmoins, cette étude est entrée dans l'histoire de la recherche, car elle marque une étape importante et apporte des preuves quant aux bienfaits du bio.

Heiligenbronn est un lieu de pèlerinage situé sur un haut plateau de la Forêt-Noire, au-dessus de la ville de Schramberg (20 000 habitants), à 100 kilomètres au sud-ouest de Stuttgart, au milieu des prés et des bois. La vue y est parfaitement dégagée. Aujourd'hui, c'est un immense complexe, un village presque, avec une école pour aveugles, une école pour sourds et malentendants, un foyer pour handicapés. 440 handicapés vivent ici et autant d'éducateurs. Entre les différents bâtiments parfaitement rénovés, on trouve des étendues d'herbe, un café, un casino pour les employés, un parcours sensoriel, mais aussi une piscine couverte, un gymnase et derrière, à la lisière de la forêt, une ferme.

Les sœurs ont depuis délégué la gestion du complexe à une fondation diocésaine, laquelle s'est lancée dans d'importants travaux de rénovation. Depuis le XIXe siècle, les sœurs s'engagent dans l'action sociale. L'endroit est un lieu de pèlerinage depuis le Moyen Âge. Heiligenbronn est dérivé de « *heiliger Brunnen* » (source sacrée). La source est connue depuis le XIVe siècle, elle jaillit du sol directement dans l'église, au sous-sol.

C'est un peu comme à Lourdes, où les infirmes vont en pèlerinage, prient, boivent et se lèvent de leurs fauteuils roulants, du moins d'après la légende. À Heiligenbronn aussi, on peut remplir des bouteilles d'eau miraculeuse – une eau à laquelle on prête en effet des vertus curatives. Les murs sont couverts d'ex-voto. Les fidèles expriment leur reconnaissance pour des guérisons miraculeuses grâce à l'eau de la source. « La Vierge Marie nous a aidés. »

Pour les sœurs du couvent franciscain, ce n'est pas l'eau qui a fait des miracles. Ni leur foi. Tout a été contrôlé scientifiquement.

La sœur Maria Gratia faisait déjà partie de la communauté au moment de l'expérience. Elle vit au couvent depuis quarante-six ans.

— J'ai trouvé que cette nourriture était très bonne, dit-elle.

Derrière le bâtiment, le jardin du couvent : thym, menthe, lavande, molène, sauge, citronnelle et souci pour le thé et les pommades. Le fondateur de l'ordre était saint François.

— Le respect de la nature, des animaux, dons de la création était au centre de son œuvre et nous devons rester fidèles à cet engagement.

C'est pour ça qu'elles ont participé à l'étude sur le « manger bio ».

Une sœur en tenue tourne à l'angle du bâtiment. Elle avance d'un pas vif, un carton sous le bras, une paire de ciseaux à la main. Elle rit, plaisante. C'est la sœur Irène.

— J'ai besoin de menthe pour le thé. On la fait sécher puis on la hache finement.

Autrefois, Irène était éducatrice. Elle vient de fêter ses quatre-vingts ans.

Une question nous taraude. Pourquoi sœur Irène paraît-elle si jeune malgré ses quatre-vingts ans ? Quel est le secret derrière cette vitalité et cette fraîcheur ? La vie sans hommes ? La spiritualité ? Le thé à la menthe ? À Heiligenbronn, on a voulu savoir si l'alimentation bio pouvait contribuer à notre bien-être et à notre bonne santé. Vingt-trois religieuses ont participé à l'expérience. Ute en faisait partie. Elle est dans la cuisine, devant une immense marmite, qui contient un liquide épais rouge sombre. Ça mijote.

— C'est de la confiture de groseilles.

Les sœurs ont toujours ces immenses fourneaux.

— Nous ne pouvions rien manger d'autre, explique la sœur Maria Gratia. Quand nous recevions de la visite en automne et qu'on nous apportait du raisin, nous devions refuser : « Désolées, nous n'avons pas le droit d'en manger. » *Idem* quand on nous proposait des bretzels de la boulangerie. « Non merci, nous n'avons pas le droit d'en manger en ce moment. » C'était un défi de tous les instants.

Ute hoche la tête.

— Nous n'avions plus le droit d'utiliser les pâtes, les épices, le riz de notre garde-manger. Pas vrai, Ute ?

Ute hoche la tête.

Et très vite, elles ont ressenti les bienfaits de cette nourriture sur leur santé.

— Certaines ont dit qu'elles avaient moins de problèmes de digestion. D'autres, moins de maux de tête. Pour ma part, j'avais moins d'aigreurs d'estomac, explique la sœur Maria Gratia qui enseignait autrefois à l'école des sourds et malentendants.

— On entendait souvent : je suis moins fatiguée après le déjeuner. J'arrive mieux à réfléchir. Certaines sœurs ne pouvaient pas manger de pommes parce que ça leur donnait des aphtes. Quand elles ont essayé les pommes bio, elles n'ont plus eu le moindre problème. La plupart ont trouvé que les aliments étaient bien meilleurs. Les carottes, le fromage blanc, délicieux ! Nous avons aussi remarqué que nous mangions moins, que nous étions plus vite rassasiées. J'ai constaté que j'avais besoin de moins de nourriture. Nous avons tout noté : le nombre de louches de soupe que nous prenions, la quantité de riz. Nous avons remarqué que le pain, le fromage blanc étaient beaucoup plus nourrissants, donc nous en mangions moins.

L'analyse des données collectées arrive à la même conclusion. Non seulement les sœurs se sentaient beaucoup mieux, mais ce « bien-être » se traduisait aussi physiologiquement : la tension artérielle avait baissé, la réponse immunitaire était meilleure grâce aux lymphocytes T4. Et la consommation de calories avait diminué.

— Bien que les mêmes menus aient été préparés dans les deux phases d'observation, les participantes ont consommé moins de calories durant la phase biodynamique que durant la phase précédente et suivante.

Les sœurs avaient effectivement moins mangé mais n'avaient pas perdu de poids. Manifestement, le bio nourrit mieux. La forme physique et la résistance s'étaient améliorées, une « évolution très sensible ».

L'expérience a duré huit semaines.

— Quand nous avons repris nos anciennes habitudes alimentaires, la nourriture nous a paru moins bonne, regrette la sœur Maria Gratia.

Désormais, elles mangent comme tout le monde ici.

— La nourriture vient de la cuisine industrielle, là-bas. Elle fournit tout le complexe. Le procédé s'appelle Cook and Chill. De cette façon, les nutriments sont préservés.

Le temps ne s'est pas arrêté au couvent de Heiligenbronn.

Le temps ne s'est pas arrêté non plus pour la filière bio. Fort de son succès, le bio continue à se développer. Certains producteurs de la filière sont à la tête de véritables entreprises et engrangent de plus en plus de bénéfices. Voilà qui n'a pas échappé à la concurrence. Le bio, c'est moderne, c'est au goût du jour. Les entreprises traditionnelles n'ont pas voulu passer à côté de cette manne et sont allées chasser sur les terres du bio. Elles ont créé leurs propres gammes de produits bio pour profiter de sa bonne image. En retour, les entreprises bio ont dû adapter leur offre à celle de la concurrence. Après tout, elles se disputent les mêmes clients.

La différence entre les produits bio et les produits conventionnels s'estompe. Leur ressemblance est même frappante. Le bouillon aux légumes en poudre vendu dans un pot en verre ou dans un contenant en plastique comme celui de Maggi ressemble fort à ceux des concurrents bio Alnatura et Natur Compagnie. Même apparence, même goût. Pourtant, Maggi a une longueur d'avance. « Maggi : une percée remarquée dans les produits bio », titrait le *Lebensmittelzeitung*. Chez Maggi, le bio n'a plus grand-chose à voir avec les produits naturels, les carottes, les pommes, le brocoli. Le bio de Maggi, on ne le trouve pas en circuit court ou chez le fermier du coin, mais dans les rayonnages des grandes surfaces où il côtoie les produits phares de la grande distribution. Ce sont en fait les mêmes produits mais en bio. La grande tendance du moment : l'association du côté pratique et du côté fraîcheur. Exemple : tortellinis surgelés avec Maggi-Fix.

Du bio au Maggi-Fix : voilà de quoi donner des cauchemars aux puristes du bio ! Mais le consommateur se laisse tenter. Et pas qu'un peu ! Parce que c'est du Maggi, et que Maggi est une marque qui inspire la confiance.

— Pour beaucoup de consommateurs, les produits bio de Maggi sont une sorte de label à part entière : on sait qu'ils auront du goût et qu'ils contiennent des ingrédients naturels, dit le directeur marketing de Maggi, Andreas Peters.

Les ingrédients se rapprochent eux aussi. Les nouveaux ingrédients bio viennent des mêmes usines que les autres produits des supermarchés. Les colorants, par exemple. Le rocou (E 160b) pour le cheddar. D'après le fabricant, il est « d'origine naturelle ». Il est cependant stable à la lumière, résistant à la chaleur et à l'acidité dans des plats et des boissons bio. La nature doit être un peu transformée et justement le fabricant excelle dans ce domaine : l'entreprise danoise Christian Hansen, spécialiste des colorants, des cultures de bactéries, pionnière des OGM. Elle propose aussi des cultures de bactéries et des additifs aux fabricants bio.

Le rapprochement se poursuit. L'œuf en emballage Tetra Pak, vous connaissez ? Dans sa version, « œuf bio », « jaune bio » ou « blanc bio », mais aussi « œufs brouillés bio ». Bien sûr, la poule n'a pas pondu l'œuf dans un Tetra Pak mais dans sa coquille démodée ! Il faut donc intervenir légèrement pour rendre l'œuf plus présentable et allonger sa durée de conservation. Pourquoi pas avec un peu d'acide citrique (E330) tiens ?

Et les stars du bio font tout à coup les gros titres, bien conventionnels, eux. La limonade bio Bionade dont la teneur en sucre était supérieure à celle indiquée sur la bouteille. L'ONG Foodwatch dénonce quant à elle l'utilisation d'arômes comme exhausteurs de goût. Et voilà que l'entreprise vient d'être rachetée par Dr. Oetker. Rapprochement réussi !

Le bio, ça fait bien. Voilà pourquoi les restaurants du fabricant de meuble suédois Ikea proposent aussi du bio : paupiettes de bœuf bio avec de la purée de pommes de terre bio et du chou rouge bio. On se croit toujours à la cantine sauf que c'est bio. Et si l'on se penche sur la composition, on trouve les mêmes ingrédients que dans les plats conventionnels : maltodextrine, arômes, gomme xanthane, nitrite de sodium, acide ascorbique et glucose.

Voilà à quoi ressemble la nouvelle nourriture naturelle. Pleine d'additifs, qui ne poussent nulle part dans la nature. Le plus important des nouveaux additifs est sans conteste l'extrait de levure, le nouvel exhausteur de goût qui n'en est pas un. L'ersatz du glutamate.

Extrait de levure : c'est le nouveau goût du bio, qu'il s'agisse de bio Maggi, de bio Alnatura ou de bio Rapunzel.

Le goût, c'est ce qui importe le plus pour le consommateur. S'il est devenu un fan du bio, c'est parce que tout est meilleur en bio : les fraises bio, les poules bio, les œufs bio, le lait bio.

L'extrait de levure, une innovation qui fera date ! Un nouveau goût, qui est soudain universel. On le trouve dans d'innombrables aliments vendus en supérettes bio, des bouillons de poule en sachet aux chips de pommes de terre en passant par la version bio des « petits repas Bolino ». Le bio a le goût de Maggi. Maggi a le goût du bio.

Et tout cela grâce à un « exhausteur » de goût, qui fait office d'ersatz de glutamate, mais bénéficie d'une meilleure image. Soit dit en passant, l'extrait de levure contient naturellement du glutamate. L'extrait de levure, c'est tout un symbole : on associe ce qui ne va pas ensemble.

L'extrait de levure, l'exhausteur de goût de l'avenir ! Ça fait bien.

Mais où pousse donc l'extrait de levure ? On pourrait voir le champ ? Participer à la récolte, peut-être ?

Malheureusement non, répond la firme bio Alnatura. Ils ont un fournisseur en France qui, pour des raisons évidentes, veut garder ses secrets de fabrication pour lui.

Rapunzel ne nous a pas invités à visiter ses champs non plus.

Quant à la multinationale Nestlé, elle s'est engagée par contrat à ne pas nommer ses fournisseurs. L'extrait de levure est auréolé de mystère. On manque cruellement de données fiables sur ce produit mystère.

Seule certitude : l'extrait de levure n'a rien de naturel. Voilà pourquoi il ne pousse dans aucun champ ni nulle part ailleurs. Il a été inventé en 1902, en Grande-Bretagne. Point de départ, la levure de bière, qui va subir une transformation chimique pour extraire des acides aminés.

Depuis les années 1970, des enzymes accélèrent le processus de production. Des enzymes spéciales donnent des arômes spéciaux : goût de bœuf ou de poulet grillé. Ou goût d'umami, celui du glutamate.

Le fabricant le plus connu d'extrait de levure est le Britannique Marmite Food, racheté par Unilever. En Allemagne, le fabricant le plus important est la firme Ohly à Hambourg, qui fait partie du groupe britannique ABF Ingredients Company. Ohly a déjà ouvert une usine en Chine, à Acheng près de Harbin, près de la frontière russe. Capacité de production annuelle : 15 000 tonnes. Somme investie : 50 millions de dollars. À l'échelle de la planète, on produit 130 000 tonnes d'extrait de levure par an.

— Le marché de l'extrait de levure ne cesse de s'étendre, surtout dans les pays asiatiques. Nous voulons être prêts à satisfaire cette demande croissante, dit le patron d'Ohly, Robert Rouwenhorst.

Ils ont ouvert un centre d'application et un point de vente à Shanghai.

Personne ne connaît les effets sur la santé de l'extrait de levure, déplore une étude menée par l'école supérieure de Münster.

Les producteurs de produits bio ne peuvent pas se passer d'extrait de levure sans quoi ils ne pourraient pas proposer de chips au paprika par exemple.

— Certaines saveurs très appréciées (les chips au paprika) ne peuvent pas être obtenues sans l'ajout d'extrait de levure.

Des chips au paprika bio ! Une firme bio ne peut pas passer à côté d'un tel produit. C'est comme le bouillon aux légumes dans le pot en verre.

Les fabricants sont dans ce cas confrontés à un autre problème : ils doivent faire une soupe de légumes pratiquement sans légumes. C'est du moins ce que nous apprend Rapunzel.

— Pour préparer une soupe de légumes, il faut faire cuire énormément de légumes afin que les arômes se dégagent au moment de la cuisson. Pour les soupes en sachet, la quantité de légumes doit être fortement réduite, c'est pourquoi il faut créer des saveurs et l'une des alternatives est l'extrait de levure.

Les clients bio soucieux de préserver leur santé apprécieront. Vous voulez manger des légumes parce que c'est bon pour la santé, vous pensez faire le bon choix en optant pour le bouillon aux légumes de Rapunzel... sauf que la quantité de légumes a été fortement réduite. Et tous ces légumes qui ne sont pas dans la soupe ne pourront pas vous apporter les vitamines dont votre corps a besoin, ni les fibres, ni les substances végétales secondaires. À la place, il y a de l'extrait de levure dont les effets sur la santé sont totalement inconnus.

Dès lors, on comprend mieux pourquoi le sympathique M. Niggli nous a dit tout à l'heure :

— On ne peut pas prouver que le bio est plus sain.

M. Niggli, on le sait, maîtrise parfaitement son sujet. C'est un chercheur de tout premier plan. Il travaille depuis 1990 à l'Institut de recherche de l'agriculture biologique (FIBL). Son institut coopère avec 200 exploitations agricoles, avec l'université agro-écologique de Witzenhausen (Hesse) mais aussi avec l'université hollandaise de Wageningen, l'École polytechnique fédérale de Zurich, et l'université britannique de Newcastle upon Tyne, entre autres. Il entretient des liens étroits avec l'ensemble de la communauté scientifique. On est donc tout disposés à le croire quand il dit :

— Les données scientifiques recueillies jusqu'à présent ne nous permettent pas d'affirmer avec certitude que les aliments bio sont meilleurs pour la santé. Aucune étude au long cours n'a été réalisée avec un groupe de sujets se nourrissant exclusivement d'aliments bio pendant dix ans et un autre groupe se nourrissant de produits conventionnels. Là, on aurait pu comparer et on aurait pu affirmer, tel groupe est en meilleure santé que l'autre.

Il n'existe pas non plus d'étude à long terme sur les effets d'Actimel ou de la margarine Pro-Activ. Pour autant, les fabricants n'ont aucun scrupule à vanter les bienfaits pour la santé de leurs produits. M. Niggli est beaucoup plus nuancé.

— Notre santé ne dépend pas uniquement de notre nourriture mais aussi de notre mode de vie. Si nous avions deux groupes de consommateurs : l'un consommant des aliments bio, mais uniquement des plats cuisinés ou du fast-food, et l'autre des fruits et des légumes issus de l'agriculture conventionnelle, le deuxième groupe serait certainement en meilleure santé que le premier. Si je me contente de faire réchauffer un hamburger ou des lasagnes surgelées dans mon micro-ondes, peu importe la façon dont les ingrédients ont été cultivés. C'est tellement loin du produit récolté que le mode de culture n'a plus aucun impact sur la santé.

Il y a donc des aliments qui sont plus sains que d'autres. Et plus l'aliment a été transformé après la récolte, plus on lui a ajouté des substances chimiques, moins il est bénéfique à la santé.

Niggli n'est pas le seul à tenir ce discours : « Le bio est sain jusqu'aux portes des usines », titrait le *New Scientist*. Les produits industriels bio présentent les mêmes défauts que les produits conventionnels : trop de gras, de sel et de sucre. Et leur valeur nutritive est tout aussi médiocre. Notre expert Urs Niggli est aussi de cet avis :

— On devrait plutôt se demander s'il est souhaitable de produire des produits stériles. Les petits pots bio pour bébés par exemple ! La purée qu'ils contiennent est souvent plus vieille que le bébé qui la mange. Ça n'a plus rien à voir avec la nourriture fraîche et naturelle que la mère veut donner à son enfant.

La purée des petits pots pour bébé n'est pas seulement plus vieille que l'enfant qui la mange. Sa valeur nutritionnelle est aussi bien inférieure à celle de la vraie purée maison, elle contient moins de vitamines et en plus elle est stérile si bien que le système immunitaire du bébé est moins sollicité. La purée de pommes de terre bio en sachet contient elle aussi moins de vitamines que la purée maison.

Plus on s'éloigne de la nature, moins les aliments sont sains. Quand les vaches ne sont pas nourries comme elles devraient l'être, avec de l'herbe et du foin, la teneur en acides gras sains diminue dans le lait bio. Et des agents pathogènes peuvent être retrouvés dans certains produits. Ainsi des saucisses bio contenaient une bactérie particulièrement agressive (l'*Escherichia coli* entérohémorragique). Ces bactéries se développent quand on nourrit les bœufs avec du fourrage concentré à base de céréales plutôt qu'avec de l'herbe. La mondialisation de la filiale bio a aussi généré des victimes. Au printemps 2011, 53 personnes ont trouvé la mort, victimes de la bactérie *Escherichia coli* de type 0104 : H4, une souche très rare, réfractaire aux antibiotiques, jamais détectée jusqu'ici sous un aspect épidémique. Après des mois de traque, après avoir incriminé puis disculpé des concombres espagnols, les autorités sanitaires ont fini par identifier un lot de graines de fenugrec importé d'Égypte.

Ainsi, pour être véritablement bénéfique à la santé, le bio doit rester proche de la nature, limiter les étapes de transformation entre le champ et l'assiette et privilégier les circuits courts pour être consommé non loin de l'endroit où il a été cultivé. Les fruits bio contiennent plus de métabolites secondaires, dont des antioxydants comme les polyphénols, qui, à la bonne dose, pourraient protéger du cancer, mais aussi de maladies cardiovasculaires et qui stimuleraient le cerveau. Ils contiennent plus de flavonoïdes et de bêtacarotène. Le lait bio est plus riche en acides gras sains, à condition que les vaches soient nourries au foin et puissent brouter dans les prés. Il contient aussi plus d'acide linoléique conjugué, cette substance, que des firmes high-tech comme BASF veulent ajouter artificiellement à la nourriture.

Les fruits bio présentent des taux de résidus de pesticides nettement inférieurs à ceux trouvés dans les fruits conventionnels. Rappelons que certains pesticides sont considérés comme des perturbateurs endocriniens et qu'ils peuvent entraver beaucoup de fonctions corporelles. Ainsi, d'après une étude danoise, les consommateurs de produits bio présentent une concentration en spermatozoïdes supérieure de 43,1 % aux consommateurs de produits conventionnels. Ils sont donc plus fertiles.

Les enfants qui mangent bio seraient six fois moins exposés aux pesticides organophosphorés particulièrement dangereux que ceux qui mangent des produits conventionnels, ont découvert des chercheurs américains de l'Université Washington à Seattle.

Les œufs bio quant à eux contiennent moins de bactéries réfractaires aux antibiotiques que les œufs conventionnels. Et manger bio embellit : des chercheurs de La Charité de Berlin ont découvert que consommer des œufs de poules heureuses qui peuvent sortir dans les prés donne une plus belle peau.

Le plus important, c'est que les produits bio contiennent une substance qui opère comme une arme de défense universelle : l'acide salicylique. C'est le principe actif de l'aspirine, qui maintient en forme, parce qu'il aide à se défendre contre les maladies. Certains chercheurs considèrent cette substance comme une sorte de remède universel de la nature qui a malheureusement largement disparu de notre nourriture en raison des méthodes agricoles modernes fortement industrialisées.

D'après le *New Scientist*, la revue scientifique britannique, « Manger bio peut réduire le risque de contracter une maladie cardiovasculaire ou un cancer ». Le biochimiste John Paterson et son équipe de l'université de Strathclyde en Écosse ont découvert que les soupes commerciales préparées avec des légumes bio contenaient beaucoup plus d'acide salicylique que les soupes cuisinées avec des légumes conventionnels, certaines en étaient carrément exemptes. Les soupes analysées renfermaient en moyenne 177 nanogrammes d'acide salicylique par gramme. La plus forte concentration était de 1 040 nanogrammes.

L'aspirine, dont le principe actif est l'acide salicylique, a été inventée en 1897 par des chimistes de l'entreprise pharmaceutique allemande Bayer. Elle ne permet pas uniquement d'atténuer la douleur. Elle réduirait également le risque d'athérosclérose (durcissement des artères) et de cancer du côlon. Elle est également considérée comme un remède contre les maladies neurodégénératives. Elle réduirait le risque de contracter Alzheimer de 10 %, de subir un infarctus ou un AVC d'un tiers. Elle permettrait également d'atténuer les rhumatismes et pourrait prévenir plusieurs types de cancer.

Chez les sujets qui absorbent tous les jours de l'acide salicylique, le risque de mourir d'un cancer était réduit de 21 %. L'aspirine préviendrait l'apparition de différentes tumeurs :

tumeurs de l'œsophage, du gros intestin, cancer du poumon. Une prise quotidienne réduirait de 10 % le risque de mourir dans les cinq ou dix ans.

Les effets de l'aspirine pourraient être liés à un mécanisme naturel de protection contre les maladies, inhérent à la nourriture, d'après l'expert de l'aspirine, Gareth Morgan, membre des services sanitaires publics du Pays de Galles.

— L'aspirine a-t-elle tous ces avantages parce que les salicylates sont des composants naturels de notre nourriture ? Beaucoup d'espèces de plantes produisent des salicylates pour se défendre. Ils permettent d'éliminer naturellement les cellules détruites et malades. Les fruits et les légumes qui contiennent beaucoup de salicylates augmentent les chances de résister aux maladies, aux attaques et aux destructions.

En raison des gros changements survenus dans la production de nourriture et des modifications de nos habitudes alimentaires, nous souffrons désormais de carences en salicylates, estime Morgan. Chacun de nous est exposé à des facteurs qui augmentent ou réduisent le risque de contracter une maladie.

D'après Morgan, si les gens prenaient à partir de leur cinquantième anniversaire tous les jours une très petite dose d'aspirine, ils pourraient doubler leur chance d'atteindre quatre-vingt-dix ans.

— L'effet sur la santé de la population est si important qu'ignorer cet état de fait serait une grave erreur.

Pourtant, comme avec tous les médicaments, cela ne va pas sans effets secondaires. L'aspirine peut par exemple provoquer des hémorragies dans le tube gastro-intestinal. On signale chaque année aux États-Unis des centaines de cas d'intoxications par l'aspirine.

Voilà qui ne risque pas d'arriver avec des carottes et des céleris cultivés par des agriculteurs bio. Le principe actif de l'aspirine qu'on retrouve dans les fruits bio est particulièrement fascinant parce qu'il permet au corps de mieux résister aux attaques permanentes d'agents pathogènes et de carcinogènes. L'expert britannique de l'aspirine voit même là une nouvelle vitamine, la « vitamine S ».

— Nous avons de bonnes raisons de croire que la nourriture humaine contenait autrefois de petites quantités de salicylates, petites mais très efficaces. Elles étaient contenues dans les fruits et les légumes. Nous devrions peut-être classer les salicylates parmi les micronutriments, comme les vitamines et les antioxydants, qui sont importants, pour nous maintenir en bonne santé. Peut-être qu'à l'avenir, nous les connaîtrons sous la forme d'une « vitamine S ».

L'homme qui a découvert le principe actif de l'aspirine dans les aliments bio, John Patterson, est particulièrement crédible parce qu'il n'est pas à la base un adepte du bio. Mais il considère que la présence du principe actif est un argument important en faveur du bio.

— Je ne suis pas un disciple du bio mais la présence de cet acide salicylique fait toute la différence.

Conclusion : manger bio pourrait être bon pour la santé.

Urs Niggli le reconnaît lui aussi. Au sein de son institut, on cherche des méthodes naturelles pour renforcer les défenses des plantes. On a par exemple recours à des auxiliaires, comme la petite guêpe *Microplitis mediator*, que l'on attire avec des plantes relais, qui poussent à la lumière des néons dans des serres comme le bleuet des champs, *Centaurea cyannus*, mais aussi l'ibéris amer. La guêpe *Microplitis mediator* se délecte du nectar de ces plantes relais avant d'éliminer la méchante noctuelle du chou *Mamestra brassicae* qui menace les cultures.

Le bon finit toujours par l'emporter. Du moins dans la cave de l'Institut de recherche pour l'agriculture biologique. Niggli est convaincu que ces plantes et leurs fruits, cueillis dans les champs, sont bons pour l'organisme humain.

— Pour moi, les aliments bio sont plus sains. Je ne veux pas manger de résidus de pesticides, même si les autorités m'assurent qu'à cette dose, ils sont inoffensifs. Et puis les fruits et légumes bio contiennent aussi des substances bioactives. Les métabolites secondaires, les antioxydants, les phénols. Ils ont tous des effets positifs potentiels. On ne peut pas le nier. Les différences qualitatives sont statistiquement sensibles.

Bien sûr, c'est encore meilleur quand les fruits de la nature, avec toutes leurs substances protectrices, sont réunis pour créer un plat aussi bon que beau. Une soupe d'avocat par exemple.

Ingrédients : Un avocat bien mûr, le jus d'un demi-citron, une pomme de terre moyenne, un peu de lait.

Préparation : Coupez l'avocat en deux, retirez le noyau, enlevez la pulpe. Versez le jus de citron sur la pulpe puis faites cuire à feu doux dans un peu d'eau avec la pomme de terre coupée en dés. Ajoutez du lait pour obtenir la texture souhaitée.

Ça fait un peu vieille école, naturellement. Des plantes cultivées pour être mangées qu'on cuisine ensuite à la maison. Elles apportent à notre organisme des milliers de substances qui sont bonnes pour lui.

C'est bon pour le corps mais sans doute moins pour les multinationales qui se sont spécialisées dans la nourriture saine. Pour elles, c'est beaucoup trop simple et pas assez rémunérateur.

Il y a donc opposition entre deux systèmes : d'un côté, un système proche de la nature qui s'appuie sur des recettes transmises de génération en génération et dont les bienfaits ne sont plus à démontrer. De l'autre, un système qui s'évertue à transformer la nature, sans se soucier des interactions, obsédé par les brevets pour protéger ses inventions entourées de mystère.

6

Yaourt contre yaourt

Haute technologie ou nature : l'opposition de deux modèles économiques pour l'avenir de l'humanité

C'est l'idée qu'on pourrait se faire du paradis : un immense terrain en lisière de forêt, une allée de graviers, de petits pavillons, des milliers de plantes : en rangées dehors dans les parterres, sous d'immenses serres, dans de petits pots sur la table. Herbes aromatiques en pots donc : lavande, estragon, sauge. On se croirait presque dans un conte de fées avec toutes ces fleurs, et pourtant c'est la réalité. C'est une exploitation horticole et un modèle économique.

L'autre modèle économique se trouve à l'entrée de la ville, au milieu d'un champ de maïs. Une usine avec de grandes cheminées et des citernes argentées rutilantes. Des camions attendent devant le portail. Sur l'un des murs de l'usine, on peut lire « BASF ». La plus grande entreprise chimique du monde produit ici les ingrédients ultramodernes qui entrent dans la composition des aliments sains.

La ville de 17 000 habitants s'appelle Illertissen. Elle est située entre Ulm et l'Allgäu. Un château blanc des Vöhlin domine la ville, perché sur une colline. Des clochers, des champs, des forêts à perte de vue. Un paysage pittoresque avec en toile de fond les Alpes enneigées. Deux modèles économiques et deux façons d'appréhender les secrets de l'alimentation saine se font face.

L'une de ces visions est incarnée par Dieter Gaissmayer, qui est à la tête d'une exploitation horticole. Il n'y a pas que des plantes ici, il y a aussi un café un peu rustique. Avec de grandes fenêtres. Quelques tables et chaises sont disposées dehors. Il y a une boutique aussi qui propose des outils de jardin de la marque Manufactum (« Les bons outils, ça existe encore »). Bêches, arrosoirs, tabliers. Mais aussi des magazines, des livres et des prospectus. Dieter Gaissmayer, cheveux courts, peau mate, corps puissant, tee-shirt et jean noirs, est très ouvert.

— Nous ne voulons pas uniquement vendre nos plantes, nous voulons transmettre notre savoir. Aujourd'hui, nous attendons un chef étoilé. Il veut acheter des fleurs comestibles, nous explique-t-il.

L'autre modèle économique est beaucoup moins accueillant. On n'y entre pas si facilement. Des drapeaux BASF, un jaune, un rouge, un vert, claquent au vent à l'entrée du site. « Bienvenue à l'usine d'Illertissen », peut-on lire sur un écriteau de l'autre côté du portail.

Serait-il possible de voir ce qu'on produit ici ?

— Non, répond le jeune homme dans la guérite du gardien.

Il porte un tee-shirt sombre avec l'inscription : « Protection du site ». Il n'y a pas de visite d'usine, ni pour les individuels ni pour les scolaires qui en font la demande. Seules quelques autorités politiques ont été admises à l'intérieur, une fois. Malheureusement, au siège de BASF, ils sont tout aussi inflexibles. Ils sont trop occupés à travailler pour l'avenir de l'alimentation saine dans la plus grande entreprise chimique du monde. Elle vient de racheter cette filiale Cognis à un groupe d'investisseurs.

— Les collègues d'Illertissen sont très occupés avec le rachat de Cognis. Il est impossible de programmer une visite du site pour le moment.

Telle a été la réponse du siège de la firme à Ludwigshafen.

Illertissen abrite deux conceptions de la nourriture saine.

Première possibilité : s'appuyer sur la tradition en tentant d'utiliser les forces que la nature met à notre disposition.

Deuxième possibilité : transformer radicalement la nature pour créer de nouvelles forces qui n'existaient pas auparavant.

Nature ou haute technologie ? Transmission ou brevets secrets ? Sans oublier les risques et les effets indésirables qui vont avec. Les herbes aromatiques et médicinales ont été testées sur l'homme. Les mystérieux additifs pas toujours. Pour les personnes qui veulent manger sainement, il y a une grande différence selon qu'elles choisissent l'un ou l'autre monde.

Deux substances pour deux modèles. D'un côté, l'acide salicylique qui permet de lutter contre les maladies, dans l'organisme humain comme dans les plantes, du moins celles issues de l'agriculture biologique comme ici dans l'exploitation horticole d'Illertissen. De l'autre, les phytostérols, qui sont normalement éliminés par le corps car ils peuvent représenter une menace pour la santé mais qui enrichissent désormais margarines et autres produits et servent d'argument santé aux géants de l'agroalimentaire. C'est ici, à Illertissen, que BASF les produit.

Les deux modèles semblent coexister pacifiquement. En réalité, ils se livrent une bataille acharnée pour la suprématie à l'avenir.

C'est une situation inédite pour les consommateurs soucieux de préserver leur santé. De nouvelles catégories professionnelles participent à l'élaboration, à la promotion, à la défense de la nourriture saine. Les mères, les cuisiniers, les médecins ont été évincés au profit des chimistes, des juristes, des analystes financiers, des investisseurs et des conseillers en gestion d'entreprise. C'est un énorme business. De nouveaux critères entrent en jeu. De nouvelles substances aussi.

On joue un peu avec la santé de l'être humain. L'effet des nouveaux produits sur l'organisme n'a pas été testé et analysé comme c'est le cas avec les médicaments. Pour les fruits de la nature, c'est différent. Voilà des millénaires qu'ils ont fait leurs preuves.

Il semble que ces deux modèles économiques n'aient pas la même priorité. Pour l'un, il s'agit avant tout de réaliser des bénéfices, pour l'autre avant tout de préserver la santé.

Les consommateurs qui souhaitent manger sainement ont le choix : soit ils optent pour la nouveauté, soit pour la tradition et les recettes éprouvées. La nouveauté est naturellement un peu plus onéreuse. Le yaourt à boire de Danone, Actimel, coûte quatre fois plus cher qu'un yaourt normal. *Idem* pour la margarine. Les margarines enrichies en phytostérols sont quatre fois plus chères que les margarines classiques. Mieux, elles sont deux fois et demie plus chères que le beurre. Rappelons que la margarine était au départ le beurre du pauvre ! Un tour de force !

Ces nouveaux produits enrichis rapportent gros. Très gros. D'après la revue spécialisée *International Food*

Ingredients : « Si les coûts de production sont élevés, les bénéfices potentiels pour les multinationales le sont aussi. »

Ces produits ne cessent de gagner des parts de marché et prennent une part de plus en plus importante dans la nourriture quotidienne sur toute la planète. Nous consommons de plus en plus d'aliments high-tech et de moins en moins de produits vendus tels qu'ils ont été ramassés dans les champs. « Les produits simples pouvant être fabriqués par de petites entreprises sans grosses dépenses en recherche et développement ne sont plus d'actualité, ils sont rejetés », écrit *Die Welt.* « La transformation modeste de produits agricoles, c'est du passé, tout le monde peut le faire. »

Pour fabriquer ces nouveaux produits, on fait appel à de tout nouveaux fournisseurs. Par exemple, à ceux qui produisent des micro-organismes. Parmi eux, la firme danoise Christian Hansen. Elle produit les « résidents » des yaourts probiotiques. Chiffre d'affaires annuel : 600 millions d'euros.

La nouvelle nourriture, une aubaine pour les micro-organismes. Depuis l'invention des yaourts probiotiques, leur carrière a décollé. Ce n'est pas forcément dangereux, c'est juste un peu surprenant pour des novices : des bactéries, de la moisissure. Ils ne sont pas uniquement employés comme ingrédients, on fait aussi appel à leurs services pour fabriquer d'autres substances « bonnes pour la santé » : les vitamines, par exemple. Il a fallu les « former » à leur nouvelle mission, naturellement. Les modifier un peu.

Pour la production de vitamines, on a recours à des bactéries génétiquement modifiées de la souche *Bacillus subtilis* ou *Corynebacterium ammoniagenes*, mais aussi *Serratia marcescens* ou *Bacillus sphaericus*. Les moisissures sont elles aussi très demandées telles que

Eremothecium ashbyi et *Ashbya gossypii* par exemple, qui produisent la vitamine B2.

Botryococcus braunii est une source idéale pour le bêta-carotène et la lutéine (E161b), des pigments qui sont familiers à ceux qui consomment des carottes, du chou frisé ou du jaune d'œuf. *Botryococcus braunii*, la microalgue verte, est toute nouvelle dans le business. Jusqu'à présent, elle flottait inutilement dans les lacs intérieurs, il lui arrivait tout au plus de polluer les rives en été. Sans doute lasse de végéter, elle s'est lancée dans la production d'énergie. Plusieurs membres de sa famille ont été brevetés et doivent trimer dans les raffineries.

Autres pays, autres algues : au Japon, en Israël et à Hawaï, on utilise aussi *Haematococcus pluvialis*, une microalgue verte qui synthétise un pigment rouge, l'astaxanthine. On l'utilise pour produire des oméga 3 ou obtenir une couleur rose. Elle zonait jusqu'à présent dans des étangs mais aussi au fond des bénitiers.

Organismes bizarres, usines étranges. On se croirait dans un autre monde. Et c'est bien un autre monde, le monde parallèle des alicaments, une affaire qui roule. C'est un monde où l'on utilise des éléments qu'on jetait autrefois.

Un procédé particulièrement prometteur consiste à fabriquer des alicaments qu'on vendra très cher à partir de matières premières qui ne coûtent presque rien. La firme Axiva, du parc industriel Hoechst de Francfort, a fait breveter un procédé pour la production d'AGPI (acides gras polyinsaturés), à partir de biomasse, « grâce à un processus en continu, sûr et économique ». En fait, on trouve ces acides gras polyinsaturés dans les poissons, le lait, le beurre et la crème, il est donc assez facile d'en manger. Axiva en produit à partir de la biomasse, avec l'aide de gaz qui libère pour ainsi dire le gras. « Les gaz comprimés libèrent les acides gras », peut-on lire dans le fascicule du brevet.

Le mieux, c'est encore de créer des substances saines à partir d'une biomasse bien particulière : les déchets. Dans le jargon des experts, on parle d'*upgrading* ou de revalorisation. On revalorise les ordures pour en faire des ingrédients à forte valeur ajoutée.

Voilà qui nous rappelle un projet initié par le technologue en transformation alimentaire, Benno Kunz, de l'université de Bonn. Il cherchait à recycler les résidus de légumes issus de la production de jus de carotte entre autres. L'Union européenne et le ministère de la Recherche allemand ont soutenu ce projet de revalorisation des déchets. Ces résidus de légumes représentent 100 000 tonnes de déchets par an en Allemagne.

— Ça serait vraiment dommage de ne pas les réutiliser, estime l'expert du recyclage, Benno Kunz.

Les déchets biodégradables pourraient être séchés, moulus, un peu retravaillés avant d'agrémenter des jus de fruits, des produits laitiers et des pâtisseries, des ingrédients particulièrement sains.

Idem pour les pelures d'oignons. Rendez-vous compte, on en jette 500 000 tonnes par an dans les pays de l'Union européenne, en particulier en Espagne, en Grande-Bretagne et aux Pays-Bas. D'après Vanesa Benitez, de l'université autonome de Madrid, on peut « tirer profit de n'importe quelle forme de déchets ». Elle a découvert que les déchets industriels de pelures d'oignons représentaient « une source intéressante d'antioxydants naturels » qu'on pourrait utiliser dans les aliments pour renforcer leurs bienfaits sur la santé : on pourrait par exemple produire des fibres avec de super-phénols et flavonoïdes. De plus, ces pelures d'oignons contiennent du magnésium, du fer, du manganèse et du zinc. Quelle honte quand même de les jeter !

Naturellement, il faut d'abord faire comprendre aux consommateurs que les pelures d'oignons sont bonnes pour la santé. Toutes les entreprises de l'univers parallèle doivent faire passer inlassablement leur message, sinon les gens ne croiront plus aux vertus de leurs produits. Nestlé Allemagne consacre 200 millions d'euros à la publicité. Unilever, près de 150 millions d'euros. Il a fallu mettre le paquet pour que la fiole d'Actimel devienne un blockbuster international.

— C'est la publicité qui crée le marché, dit Steven Brechelmacher, consultant marketing de la Nürnberger Gesellschaft für Konsumforschung.

Il reconnaît que Danone a eu une « stratégie géniale ». Bizarrement, que le produit soit bon ou non pour la santé, ne joue aucun rôle dans son succès.

« La croissance persistante du marché des boissons lactées probiotiques n'est pas uniquement due à ses bienfaits réels ou supposés pour la santé, ni à la mode des alicaments, elle s'explique en grande partie par l'impact qu'a eu l'énorme campagne publicitaire lancée par le leader du marché Danone pour son produit Actimel, peut-on lire dans la revue *Lebensmittelzeitung.* » La concurrence a elle aussi profité des « dépenses publicitaires colossales » de Danone.

Parfois, la concurrence a carrément essayé de copier le produit phare de Danone. Ou même son slogan, que tous les enfants connaissaient : « Actimel renforce vos défenses naturelles. »

Un jour, le slogan a carrément été détourné : « Un simple yaourt renforce les défenses naturelles. »

Ces messages publicitaires ont été publiés dans les journaux et magazines autrichiens. Une pub pour le yaourt normal, bien moins cher que l'Actimel. Danone ne pouvait pas laisser passer un tel affront. Cette campagne menaçait sa suprématie chèrement acquise dans le secteur des produits laitiers. Il fallait intervenir. On a fait appel aux plus durs de tous. À des habitués de ce genre de batailles. Yaourt contre yaourt. Ils sont partis au combat avec des armes juridiques de gros calibre. Pour le géant de l'agroalimentaire Danone.

Ce sont des spécialistes juridiques. Ils interviennent dans des secteurs clés : l'énergie, le pétrole, les finances. Et maintenant le yaourt ! Ils ont des bureaux dans de nombreux pays. Leur cabinet est situé dans le 1er arrondissement de Vienne. Un quartier chic. Vienne, Tuchlauben 17, à quelques minutes de la cathédrale Saint-Étienne.

Un vieux bâtiment, plutôt discret. En face, une bijouterie. À côté, un magasin de meubles très chic. L'entrée ne paie pas de mine. Une moquette grise dans l'escalier, une barre lumineuse qui montre le chemin vers l'étage. Puis une porte vitrée. Derrière, une pièce d'un blanc immaculé, un immense comptoir, qui semble flotter en l'air, derrière lequel posent deux jeunes gens, une fille et un garçon.

Le décor fait penser à la fois à un film de James Bond et à un salon de coiffure new-yorkais pour célébrités. Sur le mur du fond se détache un nom en lettres argentées : SCHÖNHERR. L'un des plus grands cabinets d'avocats du pays. C'est le docteur Hauer qui s'occupe de l'affaire. Le voilà justement qui arrive.

Il nous invite à prendre place dans la salle de réunion. Tout est blanc et élégant là aussi. Des chaises design. L'avocat s'assoit. Cheveux gris et courts, costume chic mais du prêt-à-porter. Une cravate de couleur mais discrète.

Ça fait trente-cinq ans qu'il est avocat. Hauer a une sorte d'instinct juridique qui lui signale physiquement quand il est temps d'intervenir.

— La première impression est décisive. Parfois, j'ai comme un déclic et je sais alors que je peux engager une procédure.

Il a toujours fait confiance à son instinct.

Il a bien eu un déclic en voyant le message : « Un simple yaourt renforce vos défenses naturelles. Un yaourt nature stimule la flore intestinale et l'auto-immunité. » « Un simple yaourt » ? Voilà qu'« un simple yaourt » veut affronter Actimel qui coûte pourtant quatre fois plus cher que lui ! Quelle insolence de la part des fermiers ! Ou plus précisément de la part de l'AMA (Agrarmarkt Austria Marketing GmbH), l'agence de commercialisation des produits agricoles autrichiens.

L'idée de ce slogan était vraiment drôle en réalité. Sauf que Danone n'a pas goûté la plaisanterie. La multinationale a dépensé 51 millions d'euros en dix ans pour vanter les bienfaits d'Actimel en Autriche. Le chiffre d'affaires est estimé à 20 millions d'euros par an, 1 milliard d'euros à l'échelle mondiale. Danone ne pouvait pas laisser ce message parasiter ses efforts. Les gens allaient lire que les yaourts tout simples étaient aussi bons pour la santé que sa fiole Actimel ! Pas étonnant que l'entreprise ait fait appel aux avocats les plus réputés et les plus chers. M. Hauer joue dans la cour des grands, ses honoraires dépassent les 400 euros de l'heure.

L'avocat Hauer a engagé des poursuites au nom de la multinationale Danone. Il s'agirait là d'une pratique commerciale déloyale, d'une « publicité comparative négative » et de « violation d'une marque ». « Les allégаtions publicitaires de la partie défenderesse sont fausses et peuvent donc induire en erreur le consommateur. Il est faux d'affirmer qu'un simple yaourt, et en particulier le yaourt nature, renforce les défenses naturelles. »

Pour les avocats les plus chers et les plus réputés, ces histoires de yaourt sont monnaie courante. Ils traitent de plus en plus ce genre d'affaires. Ils ne doivent pas uniquement poursuivre des concurrents qui cherchent à nuire aux affaires de leurs mandants avec des slogans. Ils doivent aussi veiller à ce que des allégations santé pour le moins audacieuses soient acceptées en dépit de tout bon sens. En résumé : ce sont les juristes qui déterminent aujourd'hui ce qui peut être considéré comme bon pour la santé.

Comme ce n'est pas si simple de décider de tout ça, un autre secteur est en plein développement : le conseil aux entreprises. Les sociétés de conseil se sont installées tout près des centres de décision : à Bruxelles, par exemple. Elles organisent des séminaires de stratégie, des congrès, des conférences sur les chances de succès des slogans santé. (« *How to succeed in the challenging field of Health claims* – Commment relever le défi des allégations santé ? »). Un jour au Hilton de Bruxelles coûte la modique somme de 863,94 euros.

On peut aussi assister à des séminaires avec des avocats et des professeurs, le professeur Hans Konrad Biesalski, le défenseur de la vitamine de synthèse par exemple. Coûts pour deux jours : 1 598 euros plus TVA.

Les avocats ont de quoi faire. Ce n'est pas Thomas Büttner qui nous dira le contraire. « L'avocat de l'industrie pharmaceutique » (c'est ainsi qu'il se présente) dénonce les enquêtes menées par les médias. « Le magazine *Öko-Test* ne dit pas la vérité sur les compléments alimentaires. » Büttner était particulièrement fier d'avoir pu imposer au tribunal que des allégations santé rejetées par les autorités sanitaires européennes (Efsa), faute de preuves scientifiques, puissent apparaître dans les slogans publicitaires.

Les avocats doivent aujourd'hui défendre des fromages blancs comme celui destiné aux enfants Monsterbacke de la marque Ehrmann. Il s'agissait de déterminer si Monsterbacke avait le droit d'utiliser le slogan suivant : « Aussi important que le verre de lait quotidien », alors que le fromage blanc ne contenait pas assez de minéraux mais beaucoup trop de sucre pour être comparé à un verre de lait.

Le tribunal régional de Stuttgart n'a rien trouvé à redire à ce slogan. La Cour d'appel n'était pas de cet avis. Verdict : publicité trompeuse. Elle a interdit le slogan. En effet, le fromage blanc Monsterbacke contient beaucoup de sucre, ce qui n'est pas le cas d'un verre de lait nature.

Parfois, on tombe sur un os. Les producteurs de lait suisses avaient choisi comme slogan publicitaire : « Le lait renforce les os. » Le tribunal fédéral suisse leur a interdit d'utiliser ce slogan. Les juristes du tribunal fédéral ne doutaient pourtant pas des bienfaits du lait sur l'ossature. D'après les juges, cependant, les producteurs de lait auraient dû se limiter « aux effets généraux sur la santé » mais ils auraient tout à fait eu le droit d'affirmer « qu'une consommation régulière de lait est bonne pour la santé parce qu'il apporte du calcium à l'organisme qui permet de se constituer un solide capital osseux ». En bref : le lait renforce les os. Quand les juristes s'emparent du thème de la nourriture saine, ça devient très subtil.

Les juristes interviennent dans de tout nouveaux domaines puisque les industriels créent des aliments entièrement nouveaux. Des aliments brevetés. Les avocats experts en droit des brevets entrent alors en scène.

L'entreprise Cognis, la filiale de BASF à Illertissen, a déposé un super-brevet. Elle peut créer à partir de déchets de la vitamine E et des phytostérols, censés protéger le cœur (numéro de brevet DE 10038457B4). Au départ, on prend des déchets, donc. Plus précisément : des déchets (distillats d'acides gras) issus de la production d'huiles raffinées, l'huile de colza, l'huile de tournesol, l'huile de soja. Le chemin qui mène de la poubelle à l'additif santé est très simple, comme l'explique le fascicule du brevet. « Le mélange est d'abord hydrolisé de préférence à une température comprise entre 210 et 220 degrés soit dans un “autoclave” classique, soit à l'aide de réacteurs tubulaires traversés de courants de greffage turbulents. Ensuite l'eau est isolée. Elle peut être isolée en continu ou en discontinu. Puis, on distille dans la colonne de distillation. Le choix de l'évaporateur est naturellement important. On préférera un évaporateur à couche mince. La température doit être comprise entre 250 et 300 degrés. Hydroliser et fractionner encore quelques heures, puis jeter l'eau, distiller les acides gras comme précédemment », et voilà.

La vitamine E et les substances anticholestérol ainsi obtenues seraient ensuite prêtes à être utilisées dans des produits tels que la margarine Pro-Activ ou le lait de suite de Nestlé. Malheureusement, ni Nestlé ni Unilever ne nous diront si Cognis fait partie de leurs fournisseurs en vitamine E et phytostérols. Quant à BASF, il ne communique pas non plus sur ses clients. Nestlé ne dévoile jamais le nom de ses fournisseurs et Unilever se drape aussi dans le silence. Malheureusement, c'est comme ça dans le monde des alicaments brevetés : on ne sait jamais vraiment ce qu'on met dans sa bouche ou celle de ses enfants.

Dans le domaine horticole à l'autre bout d'Illertissen, on a moins de secrets, on ne fait pas appel à des avocats spécialisés dans les droits des brevets, parce qu'on n'est pas obligé de transformer la nature. On la prend tout simplement comme elle est, en la cultivant avec des moyens naturels. Pour ce domaine horticole, la nature est aussi un business. On est là pour vendre ses produits, par exemple à Klaus Buderath, le chef étoilé du restaurant *Adler* (Aigle) à Rammingen, situé à trois quarts d'heure d'Illertissen. Klaus Buderath est venu accompagné de sa femme, Henrike, et de son fils Elias, un an et demi. Il s'est déplacé pour les fleurs comestibles.

Ils avancent au milieu des rangées de plantes, guidés par Gaissmayer, qui les emmène ensuite dans les serres, puis de nouveau à l'extérieur. Ils traversent un champ jusqu'à l'orée de la forêt puis passent de l'autre côté devant les pelouses.

— Vous voulez qu'on vous prépare des fleurs de sauge ?

Il les coupe et les dépose dans sa caisse.

— Ce n'est pas de la sauge officinalis, c'est de la sauge espagnole.

Ils passent devant des plants de menthe au bord du terrain. Il y a cinquante sortes de menthe. L'odeur est intense et change tous les deux ou trois mètres en fonction des plantes aromatiques. Gassmayer profite de cette visite pour faire part de son point de vue et partager ses connaissances. Il parle d'une distillerie d'eau-de-vie et explique qu'il n'approuve pas les méthodes du propriétaire.

— Il travaille avec des extraits de fruits. Ce n'est pas bien. Ce sont des pratiques que je ne peux pas comprendre. C'est un peu comme des exhausteurs de goût. Que penses-tu de cette méthode ?

Gassmayer ignore naturellement ce que fait la colonne de distillation à l'autre bout de la ville. Il continue à progresser dans son monde de fleurs suivi du chef cuisinier.

— Un peu de fleurs de bourrache ? Vous avez déjà testé les pélargoniums à feuilles odorantes ? Et l'oxalis rouge ?

On continue. *Tagetes Filifolia.* Sauge ananas.

Le soleil brille. Le temps est un peu lourd. C'est sûrement bon pour les plantes. Le cuisinier et le jardinier flânent dans le paradis des plantes. Le cuisinier va chercher deux caisses de plus.

— Et le thym citronné ?

Dix mille plantes poussent dans ce domaine. Trois mille sont à vendre. On se croirait parfois dans une apothicairerie de couvent. Et les explications sont juste à côté : « Gattilier, *vitex agnus-castus*, nom vernaculaire "poivre de moine". Plante médicinale, également utilisée en teinturerie, originaire du bassin méditerranéen. Verveine officinale (*verbena officinalis*), plante médicinale ancienne, encore utilisée aujourd'hui. » En fait, c'est un domaine horticole de plantes vivaces, la plupart sont des plantes ornementales. Mais bizarrement, beaucoup sont comestibles.

— Dans une exploitation conventionnelle, on pourrait craindre de s'empoisonner. Mais pas dans une exploitation bio.

Ils passent devant un petit chapiteau sous lequel sont disposés quelques chaises et bancs de brasserie. Des podiums sont dispersés sur toute la propriété. Quelques chaises, une estrade, à différents endroits, de différentes tailles. Pour des visites. Des conférences. Les « journées littéraires » auront lieu prochainement. C'est ouvert à tous, c'est la philosophie de l'entreprise.

La filiale de BASF à l'autre bout de la ville n'organise malheureusement pas de visite et encore moins de journées littéraires. Pas étonnant que les habitants d'Illertissen ignorent ce que fabrique l'usine à l'entrée de l'agglomération. En face, quelques personnes sont en train de cueillir des fraises dans un champ. Une dame d'un certain âge qui vient faire peser ses fraises explique :

— C'est une usine chimique. Ils produisent des ingrédients pour la boulangerie et des additifs pour que ça se conserve plus longtemps. Ma fille travaille dans les bureaux. Ils font des lessives, aussi.

Un fermier qui a un pré dans le coin :

— Ils ont commencé par les savons. Les shampoings, les sels de bain au pin. Ce genre de produits.

Son fils ajoute :

— Aujourd'hui, ils ont aussi une boulangerie laboratoire. Ils font du pain qui n'a pas de goût.

Du pain qui n'a pas de goût ? Oui, du pain, auquel on peut ensuite associer un goût au choix. Pain au goût de bonbon. C'est ce qu'on dit à Illertissen, juste à côté de la grosse usine pour la nourriture saine. Et d'ailleurs, les habitants n'ont pas complètement tort : il est vrai que sur le site d'Illertissen, il y a une boulangerie laboratoire. « Trois collaborateurs travaillent à l'optimisation des produits et au contrôle qualité », a bien voulu confirmer le siège de BASF. Le pain qui n'a pas de goût n'a pas été démenti par BASF.

Les analystes financiers sont quant à eux particulièrement bien renseignés. Ils ont une idée très claire de ce que produit Cognis, la filiale de BASF.

— Des additifs haut de gamme, dit un analyste de WestLB, Norbert Barth.

Les analystes financiers, encore un nouveau corps de métier, qui s'occupe de nourriture saine. Et d'ailleurs, ils approuvent pleinement l'acquisition de Cognis par BASF. « C'est parfaitement logique. » L'analyste Stephan Kippe de la Commerzbank a qualifié l'investissement de « légitime et de cohérent avec la stratégie de l'entreprise ».

L'alimentation saine a donc fait son entrée dans le monde des analystes financiers, parce que c'est désormais un investissement intéressant, pour les requins aussi, comme certains appellent les groupes d'investisseurs à qui BASF a acheté la firme d'Illertissen.

Jusqu'à présent Cognis appartenait aux sociétés en participation Permira, Goldman Sachs et SV Life Sciences. Elles l'avaient achetée en 2001 à Henkel, le producteur de lessives. Pour le chef de Permira-Allemagne, Jörg Rockenhäuser, c'était un *private equity investment* (une prise de participation au capital) d'un rendement supérieur à la moyenne. Avec les dividendes, ils auraient empoché trois fois leur investissement de départ. Permira avait autrefois des parts dans des entreprises comme Hugo Boss, ProSiebenSat.1 (chaîne de télévision), TDC et Freescale Semiconductor.

La nourriture saine est désormais passée dans d'autres mains. Et les « additifs haut de gamme » peuvent rapporter des bénéfices bien plus importants. Le CLA (acide linoléique conjugué) promet de devenir un produit phare. Il est vendu par Cognis sous le nom de Tonalin. La cible de Tonalin ? Les gros. Les gros représentent un marché de croissance. Le marché de la régulation et de la perte de poids représente 20 milliards de dollars aux États-Unis et progresse de 6 % par an. Plus gros sont les ventres, plus florissantes sont les affaires (ou plus les ventres sont gros, plus ça rapporte gros), dit-on là-bas.

Cognis a même une allégation santé, un de ces slogans publicitaires approuvés par les autorités sanitaires. Une allégation *Body Fat Reduction*, « diminution de la masse graisseuse », grâce à la Tonalin, avec le super-principe actif CLA.

L'acide linoléique conjugué est particulièrement prometteur. Une consommation quotidienne de CLA pourrait réduire le poids et la masse graisseuse d'enfants en surpoids et obèses d'après une étude.

— La première étude sur l'utilisation de CLA comme complément alimentaire montre des effets très prometteurs pour réduire la masse grasse et la masse corporelle des enfants en surpoids, dit Alfred Haandrikman de Lipid Nutrition.

Un concurrent de Cognis. Pour devenir une entreprise du futur, il faut parier sur l'acide linoléique conjugué.

Il faut reconnaître que c'est très drôle. Les industriels ont quand même une sacrée dose d'humour. En effet, l'acide linoléique conjugué est présent dans les matières grasses butyriques, donc dans le lait, les yaourts, le fromage blanc, le fromage, le beurre et la crème. Comme les gens mangent des produits allégés en matières grasses, suivant ainsi les recommandations des nutritionnistes, ils mangent moins de CLA et… grossissent.

D'après Nutraingredients, « le CLA est un acide gras contenu naturellement dans la viande et les produits laitiers. En raison d'un changement d'habitudes alimentaires dans les pays occidentaux, la consommation moyenne de CLA a reculé », car « quand on enlève le gras d'un produit laitier, on enlève aussi l'acide linoléique conjugué ».

Une occasion unique de faire des affaires. Désormais, on peut vendre ce type de gras séparément et le produire avec des matières premières beaucoup moins chères que le lait, le beurre et la crème. On ne l'ajoute pas uniquement aux boissons et aux céréales du petit déjeuner. Mais aussi à des produits laitiers. Et cet additif bénéficie même d'une allégation santé, une preuve d'efficacité fournie par les autorités sanitaires : aide à réduire la masse graisseuse. C'est sûr que les tartes à la crème et les quatre-quarts ne peuvent pas lutter !

Il est vrai que ni les tartes à la crème ni les quatre-quarts n'ont d'avocats pour les défendre.

Les aliments traditionnels risquent de perdre du terrain dans le nouveau monde de la nourriture saine. Pas seulement le beurre ou la crème. Mais aussi le yaourt classique produit par les laiteries autrichiennes et leurs fermiers. Yaourt commercialisé avec un slogan qui a « provoqué un déclic » chez l'avocat Hauer du cabinet Schönherr. Vous imaginez bien que ça s'est mal passé pour les fermiers. Hauer a lancé une procédure au tribunal de commerce, puis devant les tribunaux d'instance et il a obtenu gain de cause.

Il a fait taire les fermiers et leur agence de commercialisation, l'AMA. Même les avocats de l'AMA n'ont pas souhaité s'exprimer après le verdict. Seul Hauer parlait avec entrain.

Signalons que l'avocat Hauer n'a rien contre le yaourt normal et qu'il reconnaît même ses bienfaits pour la santé.

— Je n'aurais rien trouvé à redire s'ils avaient écrit : "Le yaourt renforce les défenses immunitaires." Mais ils ont écrit : "*Un simple* yaourt renforce les défenses immunitaires." C'était une pique. Ils visaient Danone. Et ça, ce n'est pas tolérable.

Ce genre de subtilités juridiques échappe au commun des mortels, comme vous et moi.

— La pomme est évidemment meilleure que les médicaments, dit aussi le docteur Hauer.

Le bon sens n'a plus voix au chapitre depuis que les juristes se préoccupent de santé.

Pour autant, Danone a dû renoncer à ses allégations ronflantes et son yaourt Actimel se vend sans slogan désormais. L'intervention du cabinet d'avocat a quand même été un succès : ainsi Danone a pu conserver quelque temps encore sa position très lucrative de leader au rayon laitage.

La plante *Gynostemma pentaphyllum*, ou jiaogulan, n'a pas de soutien juridique mais a trouvé un bon avocat en la personne de Dieter Gaissmayer. Elle pousse tout au bout, à l'extrémité de l'exploitation. Le jardinier et le cuisinier vont justement la voir. Ils traversent le chemin, passent de l'autre côté. Encore un peu de sarrasin et pour finir, une petite parcelle, un buisson plutôt discret : *Gynostemma pentaphyllum*. Dieter Gaissmayer la connaît bien :

— Elle vient de Chine. On l'appelle herbe de l'immortalité. Elle a des composants qui la rapprochent du gingembre.

D'après Gaissmayer, si on en agrémentait une boisson, qu'on proposerait comme un cocktail « bien-être », ça plairait peut-être à la clientèle.

Dans l'exploitation horticole Gaissmayer, on est persuadé de gérer une entreprise pleine d'avenir. La fille de Dieter, Sarah Bauer, est prête à reprendre le flambeau. Elle a suivi une formation d'horticulture et étudie à présent l'architecture paysagère. Sarah a deux sœurs. L'une étudie la biologie, l'autre travaille dans le service expédition du domaine horticole. Elle pense que leur entreprise est bien armée pour l'avenir. Ils ont un site web, une boutique en ligne, décrivent leurs plantes sur Internet.

— Je pense que nous sommes en phase avec notre époque. Nous ne prévoyons pas de grands changements dans l'immédiat. Je trouve que ça marche très bien comme ça. Les gens s'intéressent aux cultures bio et viennent spécialement pour ça. Ou pour les espèces historiques. Nous avons beaucoup de plantes qu'on connaissait déjà il y a cent ans, on connaît leurs bienfaits. Une bonne plante, résistante et saine, doit avoir de bonnes valeurs, dit mon père. Et c'est vrai.

Le père ajoute ensuite :

— Pour moi, la croissance n'est pas une valeur en soi. Nous ne ressentons pas le besoin de nous agrandir. Plutôt de nous améliorer.

L'usine, à l'autre bout de la ville, est le contre-exemple parfait. La plus grande entreprise chimique du monde veut continuer à étendre son empire, se lance dans le business des alicaments, construit de nouveaux laboratoires pour des innovations dans le domaine de la nutrition dans l'État de New York, à Ludwigshafen, à Ballerup au Danemark et en Chine à Shangaï.

Ces laboratoires devraient permettre d'améliorer les performances de BASF pour les additifs dans les boissons et les aliments. La nourriture de laboratoire va prendre de plus en plus d'importance au détriment de la nourriture traditionnelle. Le monde sera plus moderne. Les gens y vivront-ils en meilleure santé ? C'est la question. La nourriture sera-t-elle meilleure ? On a le droit d'en douter. Ce n'est pas vraiment réjouissant de prendre des sachets de poudre BASF pour protéger son cœur et une ampoule de CLA contenant le gras de la crème fraîche.

Pourquoi ne pas savourer plutôt de la vraie crème fraîche avec un gâteau à la fraise ?

Si vous n'avez pas envie ou pas le temps de préparer une génoise, vous pouvez acheter un fond de tarte chez le boulanger bio. Préparez ensuite un flan à la vanille que vous mélangerez avec la même quantité de beurre. Répartissez le tout sur le fond de tarte ou la génoise. Puis garnissez de fraises. Battez la crème pour obtenir une chantilly. Vous pouvez ajouter une pincée de sucre vanillé.

Les fraises contiennent beaucoup de vitamines, de minéraux et le célèbre acide salicylique, le moyen universel de se défendre contre les maladies. Malheureusement, le gâteau à la fraise et ses effets sur l'organisme n'intéressent pas les scientifiques.

La communauté scientifique mondiale préfère se pencher sur les nouvelles créations artificielles. Les instituts de recherche publique ne font pas exception. Ils ne se préoccupent pas de les contrôler mais plutôt de les soutenir, main dans la main avec les producteurs de vitamines, les multinationales de l'agroalimentaire et les fabricants de sodas.

L'État joue lui aussi une toute nouvelle partition dans le nouveau monde des produits « sains », un rôle dont l'opinion publique est loin de se douter.

Parfois, on fait des rencontres surprenantes.

7

Dans le parc du Cinquantenaire

Le double jeu de l'État : un nouveau risque pour la santé

En réalité, cet homme n'a rien à faire là. Certes, il porte un costume, comme les autres, et une cravate au nœud parfait. Il salue aimablement. Pourtant, il ne fait pas vraiment partie de ce monde. Il prend l'ascenseur vitré qui offre une vue sur le hall de l'hôtel, descend de six étages. Les autres attendent déjà en bas, ils discutent devant l'entrée de la grande salle.

L'homme sort de l'ascenseur, traverse le hall et se joint aux autres porteurs de costumes. Il y a aussi quelques dames dans l'assemblée. Il va bientôt entrer dans la salle. Il s'installera devant, à une table, avec l'écriteau « *Chair* » (président). Il s'apprête à présider la première séance. Il commencera par remercier tous ceux qui lui ont accordé leur confiance. Il confirmera qu'il a été élu au comité directeur. « C'est un honneur pour moi. »

Le séminaire va durer deux jours. Il a pour thème la nouvelle nourriture saine. Le *chairman* est membre d'une *task force*, il défend les intérêts des entreprises membres, bien qu'il ne fasse pas partie du secteur industriel. C'est un haut fonctionnaire de la République fédérale d'Allemagne.

L'Institut se réunit souvent dans des lieux comme celui-ci. C'est un hôtel agréable, quatre étoiles, 315 chambres, un spa. Les plus chanceux obtiennent une chambre côté ensoleillé, avec vue sur un petit parc agrémenté de bosquets, d'étangs, d'une pelouse verte parsemée de pâquerettes prisée des canards qui somnolent au soleil. Les moins chanceux ont une chambre qui donne sur les containers d'un chantier, les avions qui décollent, les hangars et entrepôts, le Novotel voisin, et un enchevêtrement de voies ferrées et de voies d'autoroutes. Tout au fond, la ville est drapée de brume : Bruxelles, la capitale de l'Europe. Le centre de décisions.

À l'hôtel *Crowne Plaza Brussels Airport* se réunit aujourd'hui le lobby le plus influent de l'industrie agroalimentaire. Une force de combat qui détermine ce qui va atterrir dans notre assiette. Pourtant, cet institut est pratiquement inconnu de l'opinion publique. Les entreprises qui la soutiennent sont en revanche très connues : ce sont les poids lourds du secteur : Nestlé, Danone, Unilever, Kellogg's, des producteurs de sodas comme Coca-Cola et Red Bull, Monsanto spécialisée dans l'agrochimie, le géant du Fast-Food McDonald's et des grandes entreprises de la chimie, dont BASF et Ajinomoto.

Les propositions de cet institut sont de la plus haute importance pour les consommateurs car ce que décident les troupes de l'industrie sert souvent de base aux lois et aux ordonnances. Ce sont ces lobbyistes qui déterminent pratiquement ce qui est sain et ce qui ne l'est pas.

L'homme qui est sorti de l'ascenseur ne fait pas partie de ce monde en réalité. C'est le plus haut représentant de la recherche en nutrition publique d'Allemagne : le professeur docteur Gerhard Rechkemmer, président de l'Institut Max-Rubner[1]. Pourtant, au sein de l'Ilsi, il œuvre pour les entreprises : ce sont elles qui définissent l'ordre du jour, elles qui choisissent les thèmes. Il fait le job, il joue même le rôle du président. Il n'est pas payé pour le faire. Il met sa force de travail gratuitement à disposition.

— Je ne perçois pas d'honoraires. Seuls les frais de transport sont pris en charge.

L'homme au double titre de docteur a plusieurs casquettes. Reste à savoir si ces casquettes sont vraiment compatibles. D'un côté, il est au service de l'État, c'est le président, très bien rémunéré, des centres de recherche en nutrition d'Allemagne. De l'autre, il travaille pour un groupe de pression qui a pour mission de défendre les intérêts des géants de l'agroalimentaire auprès des institutions. L'institut pratique le lobbying dans une toute nouvelle dimension. Discrètement, avec brio et une efficacité inégalée. Il n'influence plus l'État, il laisse l'État travailler pour lui.

Cet Institut s'appelle l'Ilsi (International Life Sciences Institute). L'Ilsi est l'institution la plus influente du lobby de l'alimentation, c'est un groupement actif dans le monde entier, son objectif est d'influer sur les lois et les ordonnances, mais aussi sur les interdictions et les recommandations. Il fixe les critères, détermine les besoins en vitamines de la population et le seuil à partir duquel elles sont dangereuses, il décide de l'innocuité ou de la dangerosité d'une substance.

BASF, qui produit des vitamines, a tout intérêt à ce que leur bonne réputation soit préservée, à ce qu'on fixe des

1. M. Rechkemmer a pris sa retraite en 2016.

seuils élevés notamment pour la nourriture infantile. Pour Ajinomoto, spécialisée dans la production d'aspartame et de glutamate (l'exhausteur de goût décrié), il est important de clamer l'innocuité de ces substances.

Toutes ces entreprises savent qu'il serait fort imprudent d'abandonner aux autorités sanitaires des États ce genre de décisions. Et comme ces décisions s'appuient sur des éléments scientifiques, l'Ilsi a pris tout le monde sous son aile. L'Institut a aboli les frontières entre différentes sphères d'influence. Recherche publique, recherche privée : ici tout le monde travaille ensemble, dans l'harmonie. Mais naturellement, dans un seul et même but, défendre les intérêts supérieurs des membres de l'Ilsi, les industries agroalimentaires.

Dans d'autres secteurs, on crierait au scandale, on parlerait même de risque majeur pour la sécurité. Imaginez s'il y avait de telles pratiques dans l'industrie nucléaire, considérée elle aussi comme une branche à risques. Si le chef de la recherche publique en énergie atomique, haut fonctionnaire de l'État, faisait en même temps partie du lobby de l'énergie atomique, ça ferait la une des JT. « Avec des mesures de sécurité aussi laxistes, il ne faut pas s'étonner que les centrales nucléaires explosent », entendrait-on.

Dans le secteur de l'alimentation, c'est différent. Même pour les aliments estampillés sains qui sont pourtant considérés comme des produits à risque, en tout cas par les sociétés de réassurance. Les industries productrices de denrées alimentaires ou de certains de leurs composants se sont imposées comme une nouvelle puissance mondiale, qui définit elle-même les critères de sécurité. L'État ne les contrôle pas, l'État les soutient.

Discrètement, sans que l'opinion publique en prenne réellement conscience, un changement s'est opéré dans le secteur de l'alimentation : les institutions démocratiques ont été renversées. En matière d'alimentation, la démocratie est en pause.

Les industries de l'agroalimentaire ne se contentent plus de déterminer ce qui est sain et ce qui ne l'est pas, de définir les besoins en nutriments, vitamines et minéraux, de dicter ce que les gens doivent manger. Elles font adopter les directives concernant la génétique, l'alimentation des nourrissons, les additifs, par des comités internationaux dans lesquels elles sont représentées avec le concours de représentants de l'État. Même les campagnes sur la nutrition, l'information de la population ont été confiées aux entreprises de l'agroalimentaire, mais financées par l'Union européenne.

Si les représentants de l'État et les entreprises décident tout de concert, les intérêts commerciaux des firmes finissent par peser plus lourd que la santé de la population. Un nouveau risque sanitaire a fait son apparition : les liens étroits et amicaux qu'entretiennent les industries de l'agroalimentaire et les organes de l'État.

On pourrait presque dire : « Le lobbying nuit à votre santé. » Naturellement, il ne s'agit pas de corruption, en tout cas il n'y a là rien d'interdit. Dans de nombreuses régions du monde, ces relations amicales ne sont pas répréhensibles, elles font même partie de la culture locale. C'est vrai en Afrique, en Asie, ça l'était aussi en Occident, à New York et Chicago, du temps d'Al Capone. Un vrai criminel celui-là. Ici, on a plutôt affaire à des gens très sérieux qui se retrouvent dans des réseaux incluant différentes sphères de la société.

Dans le domaine de l'alimentation, des liens très étroits se sont tissés entre l'économie, la science et la politique.

Ces relations amicales entre l'État et l'industrie se sont développées dans le dos de l'opinion publique mais sous les yeux et avec la bénédiction, les encouragements même, des politiques. Les acteurs n'ont pas le sentiment de faire quelque chose de blâmable. On a tout simplement perdu de vue le fait qu'une entreprise comme Coca-Cola a d'autres intérêts que l'État. Et ainsi, l'influence des entreprises peut continuer à gagner du terrain, jusqu'à conquérir des secteurs qui relevaient autrefois exclusivement de l'État : la surveillance, par exemple. C'est naturellement très bien pour une entreprise, si elle peut se contrôler elle-même. Pour le consommateur en revanche, c'est une autre histoire.

Si la démocratie est en pause, les principes de la démocratie sont en vacances. Le principe de l'opinion publique par exemple. Quand on édicte des règles, quand on vote et promulgue des directives sur la nourriture saine, les médias nationaux et internationaux ne sont pas conviés. Lorsque l'Ilsi, Coca-Cola, McDonald's et l'agent double, le professeur Rechkemmer sont à la manœuvre, l'opinion publique ignore tout des mécanismes et des mouvements de capitaux dans les coulisses. Elle n'a connaissance que des résultats officiels : les directives sur l'apport en vitamines, la nourriture infantile, les additifs et leur innocuité, les lois et les dispositions s'y rapportant.

L'Ilsi est invisible. L'opinion publique ignore jusqu'à son existence. Et pourtant, presque tout le monde est concerné par les actions de l'Ilsi. L'Ilsi intervient dans le monde entier. Le pouvoir de l'Ilsi est très discret mais étendu et efficace. L'Ilsi ne promulgue pas de lois, n'adopte pas de directives, mais l'Ilsi en rédige le texte. Et l'Ilsi s'occupe aussi des contrôles.

L'Ilsi collabore avec des instances qui sont chargées de la surveillance des aliments : avec l'Autorité européenne de sécurité des aliments (Efsa) dont le siège se trouve à Parme. L'Ilsi accomplit des missions pour l'Efsa. La vérification des allégations santé des nouveaux yaourts et des nouvelles margarines : Actimel et la margarine Pro-Activ. Il est naturellement très important que les slogans publicitaires soient contrôlés et que les allégations soient prouvées. L'Ilsi a défini les bases, a participé à la préparation du processus. C'est tout à fait normal dans l'Union européenne. Il faut bien préparer ces règlements et les procédures de contrôle. On lance donc un appel d'offres comme pour des travaux de peinture ou la pose de carrelage. Et comme l'Ilsi est apparemment très compétent, l'Ilsi remporte souvent le marché.

C'est un peu comme si un département voulait mettre au point un nouveau concept de contrôle de vitesse et définir les lieux où placer les radars et les heures auxquelles les activer. Imaginons que l'ADAC (Fédération d'automobile clubs d'Allemagne) remporte l'appel d'offres grâce à ses compétences : il serait tout à fait normal qu'elle choisisse un concept, aux frais du contribuable, servant ses intérêts : positionner des radars sur des chemins de terre et les activer à trois heures du matin par exemple !

Et c'est ainsi qu'on retrouve dans les prises de position de l'Efsa des passages repris mot pour mot dans des documents rédigés par l'Ilsi. Un simple « copier-coller ». Prenons l'exemple de la génétique. Pour savoir si les aliments génétiquement modifiés sont dangereux ou non, il serait important de connaître leurs effets sur l'organisme en réalisant des essais cliniques en nutrition. L'Ilsi est contre la mise en place de tels essais. L'Efsa aussi. Comme l'a démontré Testbiotech, une organisation qui milite contre les OGM, dirigée par l'ancien expert des gènes de Greenpeace, Christoph Then, les prises de position de l'Efsa sont des copiés-collés des formulations décisives de l'Ilsi.

Quand les contrôleurs de l'Efsa prennent des décisions sur les additifs par exemple, les conseillers de l'Ilsi sont à la manœuvre. Penchons-nous sur l'aspartame. Les scientifiques s'interrogent de plus en plus sur les effets nocifs de cet édulcorant, qu'on retrouve dans le Coca Light.

Des chercheurs danois du Statens Serum Institut à Copenhague ont constaté un risque accru de naissances prématurées chez les femmes qui boivent des sodas lights. « Il est déconseillé aux femmes enceintes de consommer de tels produits », a conclu le directeur de l'étude, Thorhallur Halldorsson. Non seulement le bébé pourrait naître prématurément mais il y a plus de risques qu'il contracte une maladie. L'Institut Ramazzini à Bologne met en garde contre des risques accrus de cancers due à une consommation d'édulcorants, même pour les bébés qui en absorbent dans le ventre de la mère. Il a constaté un risque accru de leucémie, de cancer du poumon, de lymphome et de cancer du foie. Et ce à partir d'une dose quotidienne de 20 milligrammes d'aspartame par kilo de poids corporel, la moitié du seuil limite défini par les autorités européennes. Cet édulcorant est aussi présent dans les bonbons, les chewing-gums pour enfants, les vitamines de synthèse.

Pourtant l'Efsa refuse depuis des années de s'attaquer à l'aspartame. Les décideurs de l'Efsa, qui se sont prononcés sur le sujet, étaient membres de l'Ilsi ou entretenaient des liens avec les producteurs d'aspartame. Comme le président du groupe d'experts de l'Efsa en 2009, le Danois John Christian Larsen. À côté de Larsen, d'autres membres du comité d'experts, qui ont conclu à l'innocuité de l'aspartame, avaient des liens (au moins un rôle de conseil) avec l'Ilsi comme la professeure hollandaise Ivonne Rietjens et le Français Jean-Charles Leblanc, la Britannique Susan Barlow, présidente du comité d'experts pour une évaluation précédente, mais aussi l'Italien Riccardo Crebelli et le Suédois Kettil Svensson. La professeure française Dominique Parent-Massin représentait trois membres de l'Ilsi, le producteur d'aspartame Ajinomoto, le gros consommateur d'aspartame Coca-Cola et le fournisseur danois d'édulcorants Danisco.

Dans la capitale européenne, Bruxelles, cette connivence entre les entreprises de l'agroalimentaire et les décideurs est parfaitement organisée. Tout se déroule sans le moindre accroc. Bruxelles est aussi la capitale du lobbying européen, la culture de la connivence a une longue tradition là-bas. Le quartier de l'Europe symbolise le centre du pouvoir. Il s'étend autour du Berlaymont, le bâtiment de la Commission européenne dans la rue de la Loi, un immense immeuble cruciforme : 14 étages, plus de 200 000 mètres carrés, 2 700 fonctionnaires européens, 33 salles de conférences et 880 salles de réunion. 27 drapeaux européens claquent dans le vent à l'entrée du bâtiment. Sur le parking, des limousines, des Mercedes, des Audi, des Jaguar. Les autres centres de pouvoir sont situés à proximité. Le Conseil européen et le Parlement européen.

Le quartier qui entoure les « palais » de l'Europe est très agréable. Des rues et des ruelles bordées de maisons à trois étages dont certaines ont de belles façades Art nouveau. Vers midi, les fonctionnaires européens envahissent les restaurants alentour, vêtus de costumes bleus, gris, de tailleurs et de trenchs. On entend quelques bribes d'anglais, avec ou sans accent, de français, d'italien et d'allemand.

Dans la chaîne de restaurants EXKI Natural Fresh & Healthy qui a plusieurs établissements dans le quartier, on propose des pâtes dans un contenant en plastique ou de la quiche aux épinards et de la soupe « Authentique ». Certains choisissent l'option « À emporter », d'autres mangent ici, font réchauffer le plat de leur choix au micro-ondes du restaurant. Quand la nature rencontre le plastique. C'est plutôt le milieu jeune et branché de l'UE qui se retrouve ici. Tout est clair, chic, élégant.

Dans les rues voisines, c'est le règne de la diversité. Une pizzeria, puis quelques mètres plus loin une *Steak House*, puis un restaurant grec et à l'angle de la rue la *Sushi Factory* et en face le *Kitty O'Shea's Pub.* Un peu plus loin, un *Take Eat Easy* a ouvert, puis plus haut dans la rue une *Casa Italiena*, tout près de la *Rosticceria Fiorentina.* Et un restaurant cacher cuisine selon les lois rabbiniques.

Le fonctionnaire de l'UE trouve ici tout ce dont il a besoin : un *International Press Center* pour la lecture de midi, un *Hair Spa* : le bien-être jusqu'à la pointe des cheveux, *idem* dans les rues voisines : des salons de coiffure à perte de vue. Et partout des policiers qui érigent des barricades de barbelés, des barrières et des barrages : les Belges manifestent aujourd'hui encore. Une caméra Dolly est déjà en train de filmer.

C'est une belle journée. Un peu plus haut, dans le Parc du Cinquantenaire, des promeneurs flânent, un homme blanc et une femme noire promènent leur bébé dans une poussette. Des jeunes prennent le soleil, allongés sur les pelouses. Des amoureux se bécotent.

Et autour des centres de décision se regroupent les influenceurs de l'industrie. 15 000 lobbyistes arpentent les couloirs de la Commission et du Parlement (données de l'Initiative Lobby Control). Les grandes firmes telles que BASF, Nestlé et Unilever ont leurs représentants permanents, les branches ont aussi leurs « ambassades » : on trouve l'Association des amidonniers et des féculiers, la Fédération européenne du café, les Brasseurs européens, l'Association des industries de la chocolaterie biscuiterie et confiserie, les producteurs de schnaps, les barons du sucre, du poulet et de la viande.

Les producteurs d'ingrédients entrant dans la composition des alicaments ont leur palais dans le coin, eux aussi. La Fédération européenne des industries des ingrédients alimentaires de spécialité (ELC) qui représente aussi les producteurs d'arômes, d'édulcorants, de vitamines, siège avenue des Gaulois dans un petit hôtel particulier avec jardin, vers le musée du Parc du Centenaire, avec ses coupoles et ses colonnes. L'ELC dit soutenir la politique de l'Union européenne visant à améliorer la qualité de l'alimentation pour aider les consommateurs à choisir les aliments les plus sains.

La politique de l'Union européenne est soutenue de toutes parts. Non loin de là, on trouve la fédération des industriels turcs. Autres voisins : une société d'Agriconsulting, des cabinets d'avocats, l'ambassade de Pologne, le World Shipping Council et l'Union des armateurs danois.

Le lobby de l'alimentation s'est déployé dans tout le quartier. L'Erna (l'Alliance européenne pour l'alimentation responsable) s'est installée dans une élégante maison de la rue de l'Association. Erna... on dirait le prénom d'une ménagère.

Pourtant, l'Erna n'a rien d'une ménagère. Les membres de l'Alliance sont : BASF avec sa filiale Cognis, Innéov, la fille issue de l'alliance malheureuse entre Nestlé et l'Oréal, le producteur de vitamines et de produits chimiques hollandais DSM, les entreprises pharmaceutiques Novartis et GlaxoSmithKline consumer Healthcare, mais aussi le fabricant de compléments alimentaires américain Herbalife, le géant de l'agrochimie américain Archer Daniels Midland et bien d'autres encore. L'Erna s'occupe de déterminer la quantité de minéraux dont les consommateurs européens ont besoin. L'Erna s'est imposée auprès de l'UE pour définir les limites maximales d'absorption de minéraux comme l'Ilsi l'a fait avec les vitamines.

Reste à informer le consommateur sur les risques et les avantages des aliments. C'est la mission de l'Eufic. L'Eufic est situé dans une belle maison de maître, l'hôtel Tassel, au numéro 6 de la rue Paul-Émile Janson. L'Eufic, c'est le Conseil européen de l'information sur l'alimentation. L'intitulé fait très officiel et l'organisme se comporte en conséquence. L'Eufic fournit des informations sur la sécurité sanitaire et la qualité des aliments en onze langues : allemand, anglais, français, polonais, hongrois entre autres. Il est question d'alimentation saine et d'obésité chez les enfants.

L'Eufic informe aussi le consommateur sur les additifs, par exemple sur l'aspartame, « un édulcorant intense dérivé d'acides aminés naturels, l'acide aspartique et la phénylalanine ». L'innocuité de cet édulcorant intense a souvent été remise en cause. On lui reproche une multitude d'effets indésirables mais ce serait de la pure calomnie. En effet, pour l'Eufic, qui rappelle que l'évaluation des édulcorants « repose sur l'examen des données toxicologiques disponibles », il n'existe aucune étude scientifique prouvant les effets toxiques de l'aspartame. C'est faux bien sûr, les études scientifiques sur les effets nocifs de l'aspartame sont nombreuses.

Il est vrai que l'Eufic n'est pas une centrale d'information de l'Union européenne mais une organisation qui défend les intérêts d'Ajinomoto, le fabricant japonais d'aspartame, et de beaucoup d'autres entreprises de l'agroalimentaire telles que Ferrero et Mars, Coca-Cola et Pepsi-Cola et toutes les multinationales habituelles : McDonald's, Nestlé, Danone, Kraft, Unilever…

On ne peut pas vraiment leur en vouloir s'ils cherchent à faire passer les consommateurs pour des idiots. Sans compter que ce sont les consommateurs qui paient – ou plus précisément les contribuables européens. En effet, l'Eufic, qui le dit très ouvertement, bénéficie pour mener à bien ses projets du financement de la Commission européenne.

C'est l'avantage de cette collaboration harmonieuse : les entreprises, qui défendent leurs intérêts en Europe, font de la politique, définissent ce qui est bon ou mauvais pour la santé, fournissent les projets de loi fixant ce qui est autorisé ou interdit, ne doivent même plus dépenser beaucoup d'argent. Cet argent vient de l'Union européenne, des pays membres, du contribuable.

L'Ilsi a tout particulièrement perfectionné ce procédé. L'Ilsi n'est pas un simple groupe de pression. L'Ilsi est une instance de premier plan qui formule des recommandations nutritionnelles et fixe des valeurs nutritionnelles de référence concernant tous les consommateurs : pour les micronutriments par exemple (Eurecca, alignement des recommandations concernant les micronutriments). L'Ilsi était également aux commandes lorsque la Commission européenne a lancé un programme d'action concertée sur la sécurité alimentaire en Europe (Food Safety in Europe, FOSIE). Les compétences de l'Ilsi s'étendent aussi à l'évaluation des risques concernant les polluants dans l'alimentation. Elle a aussi coordonné le projet Brafo (*Benefit-Risk Analysis of Foods*) pour évaluer les risques et les bénéfices des denrées alimentaires. Ces programmes et projets sont tous financés par la Commission européenne et défendent tous les intérêts des entreprises membres.

L'Ilsi a depuis longtemps infiltré les institutions. L'Ilsi est au cœur des institutions même si le cerveau est situé à l'extérieur, sur le campus de l'Université catholique, à l'extérieur de la ville.

Les oiseaux gazouillent, les étudiants errent sur le campus, certains fument, d'autres discutent. Les bâtiments de l'université sont éparpillés sur le campus, quelques industries et organisations y ont leur siège. Au 83 de l'avenue Emmanuel-Mounier, un immeuble de bureaux abrite le siège de l'Ilsi situé au troisième étage. L'ensemble n'est pas très grand et plutôt sobre. Un long couloir dessert les bureaux. La moquette semble un peu usée. Le hall d'accueil est spacieux. Des publications sur les activités de l'Institut, des brochures, des revues scientifiques sont à la disposition des visiteurs. Un personnel aimable nous renseigne. Les chefs ne sont pas là aujourd'hui. Ils sont déjà au Crown Plaza.

Par exemple, Nico Van Belzen[1], le directeur chauve qui donne volontiers des informations sur le budget de l'or-

1. Nico Van Belzen a été Executive Director d'Ilsi Europe de 2003 à 2012. Depuis le 13 mai 2019, c'est M. Ignacio Garamendi qui occupe ce poste.

ganisation : 3 millions d'euros. Participation de l'UE au budget : 600 000 euros.

Et puis il y a aussi les forces spéciales, comme la *task force* sur les aliments fonctionnels (Functional Food), dans laquelle on retrouve notre agent double Rechkemmer collaborant avec des chercheurs du secteur privé pour défendre les intérêts des industriels.

D'après l'Ilsi, les 32 entreprises paient chacune 4 000 euros. Un plan conducteur plus précis veille à ce que les intérêts des différentes firmes soient préservés. Chaque année, au mois d'août, les entreprises membres sont invitées à préciser leurs intérêts et leurs contributions financières. Le montant versé par chaque membre dépend du nombre d'entreprises qui financent une *task force*.

Le groupe d'expertise de l'Ilsi pour la santé dentaire (Expert Group on Oral Health) est particulièrement amusant. La présidence est assurée par une représentante de Südzucker (entreprise allemande spécialisée dans la production de sucre). Parmi les autres membres du groupe, on compte Mars, Danisco, Coca-Cola, et quelques chirurgiens-dentistes.

— Personne ne travaille à l'Ilsi pour l'argent. On vient ici pour relever des défis, dit Van Belzen.

Dans ce groupe particulier, le défi est de taille, vous en conviendrez !

C'est sans doute ce genre de défis que recherchait le professeur Gerhard Eisenbrand quand il a pris la présidence de l'Ilsi Europe. Pour un professeur à la retraite de l'université de Kaiserslautern, c'est une fonction importante et prestigieuse et pour un groupe de pression, c'est aussi une belle publicité : un vrai professeur d'université à la tête de l'organisation.

Il est vrai que l'Ilsi n'est pas un lobby comme les autres. L'organisation apparaît plutôt comme un élément à part entière des organes de décision. Il est d'ailleurs stipulé dans ses statuts que l'Ilsi ne pratique pas le lobbying. Le lobbying est formellement interdit dans le « Code de l'éthique et les standards de l'organisation ». En tout cas, le lobbying pour une seule entreprise ou un groupe de firmes.

Ce serait encore mieux si tout le monde payait et si seule une poignée en profitait. L'Ilsi maîtrise à la perfection l'art de l'influence, laquelle va bien au-delà des frontières de l'Europe. L'Ilsi est un réseau mondial. Le groupe a des antennes en Europe mais aussi en Amérique du Nord, en Argentine, au Brésil et au Mexique, en Afrique du Nord et dans la région du Golfe, en Afrique du Sud. Pratiquement toutes les régions du monde où on trouve des produits de Coca-Cola, Kraft et Unilever sont couvertes par les réseaux de l'Ilsi. L'Ilsi contrôle l'Asie du Sud-Est, mais aussi le Japon, la Corée, elle a même une succursale en Chine. L'Ilsi veille aussi sur les Andes du Nord et les Andes du Sud.

Les intérêts des multinationales de l'agroalimentaire doivent naturellement être représentés et garantis partout. Et lorsqu'il s'agit d'édicter des règles sur les denrées alimentaires, l'Ilsi répond toujours présent. La capitale chilienne, Santiago, fait partie du domaine d'action des troupes andines de l'Ilsi. C'est là que se sont réunies à l'automne 2010 des délégations du monde entier pour débattre des vitamines et de la nourriture infantile. C'était une réunion officielle de la Commission des Nations unies chargée d'adopter des normes, des lignes directrices et des codes d'usages rassemblés dans le Codex alimentarius.

C'est en quelque sorte un gouvernement mondial qui se consacre exclusivement aux denrées alimentaires.

Depuis 1962, le Codex fixe des normes pour les denrées alimentaires. Elles sont applicables dans le monde entier. Ces normes concernent les OGM, les produits bio mais aussi la qualité des jus de fruits et de la margarine, des soupes et des volailles, des céréales, du sucre, du chocolat et du fromage. Les membres du Codex édictent des directives concernant l'hygiène, fixent des limites maximales pour les résidus de pesticides présents dans les légumes et pour les résidus de médicaments vétérinaires présents dans la viande et étudient les risques que peuvent engendrer certaines denrées alimentaires (les allergies notamment).

Ils déterminent aussi ce qui doit figurer sur les étiquettes des différents produits. Le Codex définit des règles pour toutes sortes de denrées alimentaires qui sont vendues dans le monde entier. Il existe donc une vingtaine de sous-groupes, les Comités du Codex. Le siège officiel du Codex alimentarius se trouve à Rome, les réunions ont lieu dans le monde entier. 184 États sont membres du Codex.

Le comité qui s'est réuni à Santiago en 2010 s'est penché sur les aliments fonctionnels, les vitamines, les yaourts enrichis, l'alimentation infantile. C'est le Comité du Codex sur la nutrition et les aliments diététiques ou de régime (CCNFSDU). L'Allemagne est chargée d'animer le comité, c'était le cas lors de la réunion à Santiago.

L'Ilsi Andes du Sud était naturellement présent. L'organisation a œuvré pour l'harmonisation des règlements avec des représentants des ministères de la Santé de différents pays en marge de la réunion officielle du Comité du Codex.

Au sein de ce comité, où on adopte des directives qui seront valables dans le monde entier, la délégation allemande était composée de deux représentants du gouvernement et de trois représentants de l'industrie. Une position minoritaire certes mais déjà plus favorable que lors de la réunion précédente. Quatre représentants du gouvernement contre dix représentants de l'industrie : Milupa, Coca-Cola, Pfizer et Südzucker, trois représentants du groupe de pression Bund für Lebensmittelrecht et Lebensmittelkunde (BLL), deux émissaires du groupe de pression Diätverband (Fédération des produits diététiques et de régime) et une personne privée qui pouvait elle aussi faire entendre la voix de l'Allemagne.

Coca-Cola et les autres industriels sont ici traités comme des États. Pour défendre leurs intérêts, il leur suffit de prendre l'écriteau « Germany » et de parler au nom de l'Allemagne. Certes, seuls les représentants officiels des pays ont le droit de voter. Sauf qu'en général, on ne vote pas. C'est la recherche du consensus qui prime.

Les citoyens ont toujours cru qu'il y avait une séparation entre l'État et l'industrie. Voici ce qui se passe en réalité : les citoyens élisent toujours les députés censés les représenter au Parlement, ils financent l'État, les administrations et les professeurs. Pour autant, comme on peut l'observer au sein de l'Ilsi, les représentants de l'État ne servent pas leurs intérêts mais ceux de l'industrie. Et l'industrie peut parler au nom d'un État au sein des comités du Codex alimentarius.

Revenons à notre agent double, Gerhard Rechkemmer, président de l'Institut de recherche pour la nutrition et les denrées alimentaires. Six mois après son apparition à Bruxelles, Rechkemmer avait déjà gravi un échelon au sein de l'Ilsi. Il occupait la fonction d'*overall chair* lors d'un symposium de l'Ilsi à l'hôtel Hilton de Prague. Thème : « Les bienfaits pour la santé des aliments. Des progrès scientifiques aux produits innovants (*Health Benefits of Foods – From Emerging Science to Innovative Products*). » Les produits innovants ne relèvent pourtant pas des prérogatives d'un haut fonctionnaire, chercheur en nutrition.

Rechkemmer est, à l'époque où il œuvrait au sein de l'Ilsi, président de l'Institut Max-Rubne, l'ancien Institut fédéral de recherche sur l'alimentation. Cet institut chapeaute huit autres instituts dans toute l'Allemagne, spécialisés dans les recherches sur la viande, les graisses et les produits laitiers. Le président Rechkemmer est persuadé de pouvoir se prononcer sur les bienfaits des aliments sur la santé.

— Ce qui nous intéresse, c'est la qualité et la sécurité des aliments. Nous étudions la façon dont les aliments et les modes d'alimentation influencent notre santé.

Une allée de poiriers mène à l'entrée de son quartier général à Karlsruhe. À gauche, il y a la cantine, elle ressemble à un café avec ses parasols et ses tables disposées sur la terrasse. L'amphithéâtre au premier étage accueille des séminaires et des congrès importants. C'est un bâtiment spacieux, clair, accueillant, transparent, avec un toit vitré qui laisse voir le ciel bleu. Des plantes et des palmiers agrémentent les lieux. Elles ornent aussi le bureau de Rechkemmer au dernier étage, salle 1.03.078. La pièce est sobrement meublée : des étagères, un bureau avec lampe design, une table de réunion où sont empilées les revues scientifiques de référence : *Science*, *Nature*, *Die Ernährungsumschau*, l'organe de presse de la nutrition en Allemagne. Mais aussi la revue *European Journal of Nutrition*.

— Je suis le directeur de publication, précise Rechkemmer.

Sur la table, il y a aussi une lettre de la multinationale Mars, à côté de brochures sur le programme de développement durable de Mars. Dans l'un des coins de la pièce trône une œuvre d'art, une sculpture : *L'Homme à la carotte*. Le bureau de Gerhard Rechkemmer se trouve en face de la brasserie *Hoepfner*, on peut voir l'une de ses grosses tours par la fenêtre. Par cette belle journée de juillet, Rechkemmer porte une chemise bleue à manches courtes et un pantalon beige léger.

Le président explique que son activité au sein de l'Ilsi lui permet d'échanger avec d'autres scientifiques et d'obtenir des informations importantes sur l'état actuel des connaissances scientifiques. Rassembler des informations, qu'elles viennent de l'université ou de l'industrie, c'est ce qui compte pour lui.

En fait, il a une position très confortable. Il est très bien rémunéré et donc à l'abri du besoin. Il n'a en réalité aucune raison de passer de l'autre côté. Il peut mener ici ses recherches de façon autonome, pour l'intérêt général, comme cela est stipulé dans les statuts de l'Institut.

L'Institut est très bien pourvu avec un budget de 45 millions d'euros et une infrastructure importante. Il y a des cabines pour les tests gustatifs, les participants aux études peuvent être logés sur place, un peu comme à l'hôtel. Chambres équipées de douches, salle de détente avec babyfoot et télévision. Durée maximum du séjour : deux semaines. Il y a bien sûr une bibliothèque avec des ouvrages de littérature scientifique et un laboratoire pour la recherche génétique. « Recherches en génétique » peut-on lire sur une des portes. Et à côté, un autre écriteau :

« Pas de travaux en cours ». Le domaine est délaissé depuis quelque temps. Le grand défenseur de la génétique n'est plus là, le légendaire professeur Klaus-Dieter Jany, qui très tôt a « donné l'exemple » et a maîtrisé l'art de passer d'un Institut public au secteur privé pour défendre les intérêts économiques. Il a aussi été membre de l'Efsa, plus précisément du Groupe scientifique sur les matériaux en contact avec les aliments, les enzymes et les auxiliaires technologiques. Rechkemmer ne veut pas s'exprimer sur le cas de Jany.

Lui-même n'est pas devenu membre de l'Ilsi sans en avoir référé à son ministère de tutelle qui le soutient dans sa démarche. Mais alors, ce n'est pas un agent double ?

— J'ai naturellement demandé. L'Ilsi représente pour moi une source importante d'informations. Pour être de bon conseil, je dois discuter avec l'industrie et être informé des derniers développements. L'Ilsi offre une plateforme d'échanges. Les scientifiques de l'industrie, qui collaborent avec l'Ilsi, ne sont pas des assistants marketing, ils viennent de la recherche. Entre scientifiques, on peut bien échanger.

Certes, il pourrait y avoir des intérêts divergents entre Coca-Cola et l'État allemand.

— L'intérêt doit être d'avoir la meilleure base scientifique possible.

Tout à fait neutre, donc. Entièrement dévoué à la science. Mais parfois il y a de sacrées combines. Elles ne servent pas toujours la recherche de la vérité mais plutôt les affaires de certains : par exemple quand il s'agit d'établir l'innocuité d'un exhausteur de goût bien connu, le glutamate. Certes le glutamate suscite une vive polémique. On l'accuse d'être en partie responsable de l'épidémie d'obésité, de détruire des neurones voire de favoriser le développement de maladies neurodégénératives comme Alzheimer. Toutes ces accusations sont passées à la trappe dans les déclarations d'innocuité.

D'après la Société allemande de nutrition : « Des essais en double aveugle » réalisés sur des victimes supposées de l'exhausteur de goût n'auraient « pas permis d'établir un lieu de cause à effet entre l'absorption de glutamate et les maux dont souffraient les sujets testés ». Quant à l'Eufic, le service d'information européen soutenu par l'industrie, il affirme : « On a attribué au glutamate monosodique, un grand nombre d'effets secondaires dont des céphalées et des démangeaisons. Des centaines d'études et de nombreuses évaluations scientifiques ont conclu que le glutamate est utile pour rehausser la saveur des aliments et ne présente aucun risque pour la santé. Aucun lien n'a pu être démontré entre le glutamate monosodique et les effets indésirables décrits qui pourraient provenir d'autres composants de la nourriture ou même de réactions psychologiques. »

Ces études à la décharge du glutamate ont utilisé une méthode très particulière. Lors de ces essais en double aveugle, ces réactions au glutamate ont été comparées avec les effets d'une substance de contrôle, un placebo. Les personnes testées ont réagi au placebo exactement comme au glutamate. Résultat : le glutamate ne présente aucun risque. Les études ne permettent pas de mettre en évidence des effets indésirables.

Le secret derrière cet essai en double aveugle, c'est le placebo utilisé. Disponible à l'IGTC, le Comité technique international du glutamate, il contenait de l'aspartame, un édulcorant qui provoque des effets similaires à ceux du glutamate. Une farce ! Ce n'était pas un vrai placebo.

Le professeur Hans Konrad Biesalski l'admet d'ailleurs. C'est pourtant un soutien sans faille de cet exhausteur de goût, l'organisateur des légendaires « Entretiens consensuels de Hohenheim », des rencontres au sommet de professeurs de haut rang, au terme desquelles on a conclu que le glutamate, même à haute dose, ne provoquait aucun effet indésirable, ce qui a naturellement fait plaisir au Cofag, le Comité des fabricants d'acide glutamique de l'UE. Quand on lui pose directement la question, Biesalski avoue que le placebo utilisé n'en était pas un. Il faut le dire. D'ailleurs, on pourrait le « lire entre les lignes » du compte rendu de ses « Entretiens consensuels ». Il faut être un « lecteur entre les lignes » confirmé car le texte ne laisse guère de place à une double interprétation. Biesalski parle en effet d'essais en double aveugle « rigoureux » qui n'auraient pas démontré d'effets secondaires du glutamate.

Voilà qui n'est pas très réjouissant pour le consommateur. On a démontré l'innocuité de substances controversées en s'appuyant sur des études scientifiques douteuses. Les consommateurs sont un peu les victimes de cette fraternisation entre l'État et l'industrie. Même dans les comités de décision, les intérêts du consommateur passent au second plan.

C'est exactement ce qui s'est passé pendant une session du Codex à Pékin, lorsqu'un monsieur fort aimable, placé dans les derniers rangs, a abordé le thème de l'aspartame. Il représentait une association de consommateurs américains. Cet édulcorant étant très controversé, il plaidait pour sa réévaluation critique par le comité du Codex. Le président a donné la parole à une dame sur l'estrade qui représentait le Comité d'experts FAO/OMS sur les additifs alimentaires (un comité international d'experts scientifiques administré conjointement par l'Organisation des Nations unies pour l'alimentation et l'agriculture et l'Organisation mondiale de la santé). La dame en question a rapidement expédié le représentant de l'association de consommateurs. Aucune découverte récente concernant cet édulcorant ne justifierait une nouvelle évaluation, a-t-elle dit. Fin de la discussion.

L'homme s'attendait-il à autre chose ? Non, répond cet avocat de San Francisco, à la voix calme. « NHF » peut-on lire sur son badge. National Health Federation. Il était important pour lui d'exprimer la position des consommateurs.

— Je suis le seul représentant d'une association de consommateurs à avoir pris la parole.

Il n'était pas si seul que ça : sur 262 délégués, il y avait deux représentants d'association de consommateurs japonais.

Pour savoir si ces additifs représentent un risque pour le consommateur, il est très important d'avoir une idée précise de la quantité consommée. En 2017, un groupe d'experts de l'Efsa a rendu un rapport scientifique de réévaluation de l'acide glutamique-glutamate (la dernière évaluation datait de 1995). Ils ont défini une nouvelle dose journalière admissible (DJA) et estiment qu'elle « protège adéquatement la santé des consommateurs car cette dose est inférieure aux doses associées à certains effets chez l'homme ». Les experts considèrent donc que ce niveau est sans danger. Selon une directive datant de 1995, l'ajout de glutamate monosodique ne doit pas dépasser 10 grammes par kilo d'aliment.

Les autorités communiquent très peu sur les dangers du glutamate pourtant omniprésent dans notre alimentation.

Apparemment, en Allemagne comme ailleurs, personne ne veut savoir combien d'additifs les consommateurs absorbent. Aucune question concernant le glutamate n'apparaît dans les enquêtes sur la consommation des Allemands.

— Nous ne demandons pas aux consommateurs s'ils ont mangé des céréales de telle ou telle marque, explique le professeur Rechkemmer. Nous leur demandons simplement : « Avez-vous mangé des céréales ? Avez-vous mangé des chips ? » Rechkemmer ne veut pas savoir lui non plus quelle quantité d'additifs les Allemands absorbent. C'est trop demander, d'après lui. Ils devraient obtenir les informations des entreprises. Il est impossible de contraindre les fabricants à donner leurs formules exclusives pour les produits. Ils n'ont pas à dévoiler leurs secrets de fabrication.

Mais l'État ne devrait-il pas chercher à l'apprendre, dans l'intérêt du consommateur ? Rechkemmer ne voit pas les choses de cette façon.

— Les intérêts de l'État et ceux de l'industrie ne sont pas toujours divergents. L'État a intérêt à ce que notre industrie soit florissante et à ce qu'elle crée ou préserve des emplois. Aussi l'État n'a-t-il aucun intérêt à détruire les bases du développement de produits industriels.

Le plus haut représentant de la recherche publique dans le domaine de la nutrition se préoccupe beaucoup plus de la santé de l'industrie agroalimentaire que de celle du consommateur apparemment. Il est vrai qu'il appartient aussi au groupe de pression Ilsi. Qu'en est-il de sa consommation personnelle ? Il semble privilégier les aliments classiques.

— Je sais cuisiner, dit-il fièrement. Je fais moi-même les Spätzle. Je suis un grand amateur de salade verte. J'ai toujours aimé, même quand j'étais petit. Si vous voulez tout savoir, mon plat préféré, c'est la mâche. Dans ma famille, nous mangeons beaucoup de fruits et de légumes. J'ai passé des vacances au Danemark, récemment. J'ai mangé de l'excellent poisson frais là-bas.

Pourquoi la recherche publique ne s'intéresse-t-elle pas aux bienfaits pour la santé de plats traditionnels ? Des spaghetti à la bolognaise par exemple ? Tous les enfants adorent et les adultes aussi. Ce plat doit bien avoir des avantages nutritionnels. Pourtant les chercheurs de l'équipe de Rechkemmer ne se sont pas penchés sur les secrets de la sauce. Trop compliqué.

— Il est impossible d'examiner toutes les recettes et combinaisons possibles. C'est trop complexe, trop cher et trop vaste.

Trop difficile dans un laboratoire, mais très simple dans une cuisine !

Ingrédients : 200 grammes de viande hachée, 200 grammes de tomates, un foie de volaille, une carotte, un peu de thym et d'origan. Beurre et parmesan râpé.

Préparation : Faites revenir la viande hachée jusqu'à ce qu'elle prenne une couleur claire, ajoutez les tomates, le foie de volaille, la carotte, le thym et l'origan et laissez mijoter à petit feu. Ajoutez un filet d'huile d'olive et servez avec un peu de beurre et de parmesan râpé.

Pas besoin de la recherche publique pour savoir que la sauce est bonne pour la santé. Les tomates contiennent du lycopène, qui peut protéger des coups de soleil, ce que les Italiens apprécient naturellement. On le sait dans les centres de recherche, le lycopène est vendu sous forme de poudre, beaucoup plus simple à analyser qu'une tomate apparemment.

Il est donc à craindre que la transformation de la nature se poursuive avec la bénédiction de l'État. L'offre de nourriture dans les supermarchés est durablement influencée par ce genre d'activités. Les consommateurs suivent aussi les conseils des nutritionnistes. La campagne contre le gras est sans doute celle qui aura eu l'impact le plus important. Nombre d'industries ont adapté leur offre en proposant des produits allégés. Ça n'a pas été sans conséquences pour les consommateurs, surtout pour leur moral !

8

Vague à l'âme

Le syndrome du lait écrémé : les conséquences sur la santé de la nourriture allégée

Ceux qui viennent le voir sont vraiment mal en point. Tristes, mélancoliques, hantés par des pensées suicidaires, alternant les phases d'euphorie et d'abattement.

Il est confronté à toutes les formes de maladies psychiques. Certains de ses patients souffrent de psychose, d'autres de troubles de l'anxiété liés à leur schizophrénie, mais la plupart sont atteints de troubles de l'humeur, les dépressions, les troubles bipolaires. Le docteur Emanuel Severus est psychiatre et neurologue. Durant les phases « maniaques », ses patients sont très actifs, téméraires, font du shopping dans des boutiques de luxe, veulent soudain se séparer de leur partenaire, démissionner, partir en voyage. Il y en a même qui se prennent pour Jésus, qui croient détenir la clé du mystère du monde. Puis, viennent les phases « dépressives », durant lesquelles ils ne trouvent plaisir à rien, passent leurs nuits à ruminer, sont hantés par des pensées suicidaires. Ils sont alors persuadés que ça ne passera jamais.

Chez Emanuel Severus, les patients ne sont pas allongés sur un divan. Le psychiatre échange avec eux, il les reçoit individuellement ou en groupe. Certains arrivent en ambulance quand la souffrance est trop intolérable, d'autres sont carrément hospitalisés, ils doivent passer des mois dans l'unité B3 au premier étage de la clinique psychiatrique de l'université Louis-et-Maximilien sur le site de la clinique universitaire de Munich en plein cœur de la ville, à quelques minutes de la gare centrale.

C'est ici qu'Aloïs Alzheimer a effectué ses travaux de recherche. Il y a d'ailleurs une salle qui porte son nom et qui accueille des concerts. Une affiche est justement collée à côté de la porte. À gauche, on accède au couloir du médecin chef. Un long corridor avec de hauts plafonds. Des œuvres d'art ornent les murs. Emanuel Severus dispose d'un petit bureau. La porte du secrétariat est ouverte.

On vient le voir pour de multiples raisons. Les gènes jouent un rôle, les aléas de la vie aussi : perte d'emploi, séparation. Certains patients pourraient avoir sombré dans la dépression à cause de leur consommation de yaourts allégés et de lait UHT écrémé. En voulant manger sain, ils se sont précipités dans le malheur.

Ça paraît complètement fou. Pourtant, certains composants de notre nourriture peuvent avoir un impact sur notre état psychique. Les produits allégés ne contiennent pas certaines matières grasses essentielles dont le corps a besoin et qui sont importantes aussi pour notre équilibre mental. Le docteur Severus procède aussi à des examens pour évaluer l'état de santé général de ses patients. Il leur fait faire un hémogramme, recherche des anomalies. Diagnostic clinique rigoureux. Il prescrit à certains des psychotropes. Chez d'autres, la prescription d'acides gras sous forme de gélules peut aider. Severus s'est un peu spécialisé dans cette forme de thérapie. Il s'est intéressé au rôle que jouent certains acides gras sur l'équilibre psychique.

— Ce thème est ouvertement abordé. Certains patients ont l'impression (peut-être purement subjective) que ça les aide à soigner leur dépression. Et les données que nous avons recueillies vont aussi dans ce sens.

Emanuel Severus s'exprime avec prudence. Il est difficile de trouver des preuves solides pour ce genre de troubles. En tout cas, les patients ont au moins le sentiment d'aller mieux. L'état de plusieurs d'entre eux s'est nettement amélioré grâce à la prise d'acides gras.

— Une de mes patientes, aujourd'hui établie à Berlin, souffrait de troubles bipolaires. Elle était étudiante en droit à l'époque. Le traitement a été bénéfique pour elle. Les autres médicaments qu'elle prenait provoquaient des effets indésirables : prise de poids, fatigue. Les médicaments ont aussi aidé d'autres patients : un enseignant souffrant de troubles bipolaires, un ingénieur qui l'a pris en association avec d'autres médicaments.

Notre humeur ne dépend pas uniquement de nos conditions de vie, de nos expériences ou des coups du destin mais aussi des substances qui agissent dans notre corps et qui ont un impact sur notre cerveau et notre état psychique : les drogues, les médicaments, l'alcool, les substances contenues dans la nourriture.

Le professeur Severus a travaillé quelque temps au sein d'un laboratoire de recherche de l'université Harvard. Il a consacré ses recherches à ces substances, à ces acides gras essentiels à notre santé. Une carence en acides gras n'a pas seulement des répercussions sur notre état psychique mais sur notre bien-être en général. Sauf que les gens font désormais la chasse au gras, parce que c'est « tendance » et parce qu'on le leur a conseillé. Les acides gras que les patients du docteur Severus prennent sous forme de gélules sont contenus dans des aliments tout à fait ordinaires : le poisson, la viande, le lait, l'huile de lin.

Les patients du docteur Severus ne sont pas les seuls à souffrir des répercussions de la consommation d'aliments allégés. Des millions de personnes enlèvent la couenne autour du jambon, ne consomment que des escalopes maigres, du blanc de poulet de préférence. Elles achètent du lait écrémé, des yaourts et de la margarine allégés. Elles renoncent à l'œuf à la coque du petit déjeuner par crainte du cholestérol. Cette campagne contre les graisses a été lourde de conséquences.

On a éliminé toutes les graisses, même celles qui sont pourtant essentielles à notre organisme. À grand renfort de publicité, on a créé une nouvelle conscience, de nouvelles valeurs, de nouveaux idéaux. Sauce de salade sans huile, pain complet et fromage blanc maigre, margarine anticholestérol. Sveltesse, Taillefine. La campagne contre le gras a balayé des siècles de savoir et d'expérience avec l'aide des professeurs, des médias et de la publicité. C'était une campagne contre le corps et son expérience.

Pendant des siècles, on a considéré que le gras, c'était bien : pour désigner une période d'abondance, on parle de vaches grasses, on vit « grassement », on fait ses choux gras de quelque chose : la langue a intégré les expériences réjouissantes du corps et l'usage les a conservées. Les avantages du gras, longtemps considéré comme nourrissant, luxueux, tentant, n'apparaissent désormais plus que dans les expressions du langage courant. Ce qui a toujours été estimé dans l'histoire de l'humanité est désormais méprisé.

De nouvelles conceptions sur l'alimentation saine ont supplanté les anciennes.

Les méthodes d'élevage et d'alimentation modernes ont transformé les porcs, les poules, les dindes. Même les vaches, nourries avec du fourrage concentré, ont moins de graisse saine. Cette chasse aux graisses est particulièrement visible dans les rayons des supermarchés : Actimel et Activia avec 0,1 % de matière grasse, boissons allégées et gammes allégées de Nestlé et Danone, Sveltesse et Taillefine ou Weight Watchers. La composition des aliments s'est complètement transformée.

Le corps humain lui n'a pas changé. Des millions de personnes dans le monde souffrent des répercussions de cette campagne contre le gras. Psychiquement mais aussi physiquement. En cherchant à s'alimenter sainement, elles ont suivi les conseils des experts et ont obtenu le contraire.

Selon certains critiques, le diktat des taux de cholestérol n'a guère eu d'effets positifs et aurait même nui à la santé de nombreux consommateurs. Les médecins pointent du doigt les conséquences dramatiques d'une telle campagne, on soupçonne même les margarines anticholestérol de ne pas être aussi bonnes qu'elles le prétendent pour le cœur. À vrai dire, la bataille contre le gras est avant tout un marché juteux.

Dramatiques, ces conséquences ne concernent pas uniquement l'humeur des consommateurs. De plus en plus d'études scientifiques le prouvent. La plupart ont été effectuées à l'une des adresses les plus prestigieuses du monde de la médecine : à l'université Harvard à Boston, par les équipes du professeur Walter Willett. C'est l'un des plus éminents spécialistes de la nutrition au monde, un expert en santé publique. Il enseigne depuis des années dans la célèbre École de santé publique de l'université Harvard. Il a publié plus de mille articles dans les revues scientifiques les plus prestigieuses. C'est un auteur cité très souvent dans la médecine clinique. Il est invité à de nombreux congrès. Les grands médias s'intéressent aussi à ses recherches comme le *New York Times* qui titrait déjà il y a des années : « Et si tout cela n'avait été qu'un gros mensonge ? »

À l'époque, Willett et ses collègues avaient examiné pour la première fois les dessous et les conséquences de la campagne antigras. Sa conclusion : « Aucune étude scientifique ne montre un bénéfice pour la santé à long terme d'un régime pauvre en matières grasses. » Il a effectué d'autres recherches pour analyser les conséquences de cette campagne sur notre corps. Lors d'un congrès de la Société américaine de nutrition (American Diet Association), il a même conseillé de supprimer des emballages les mentions indiquant la quantité de lipides, parce qu'elles désorientent le consommateur et le conduisent à se tourner vers des produits allégés qui risquent au contraire de le rendre malade.

Ses recherches, loin de démontrer les effets nocifs des graisses, ont même mis en évidence les avantages de certains acides gras : les personnes qui mangent moins de gras ne sont pas forcément en meilleure santé que celles qui consomment du beurre, des tartelettes aux amandes et de la crème.

— Les études dont nous disposons donnent plutôt un léger avantage à un régime alimentaire riche en graisses, explique Willett.

Certains acides gras seraient même bons pour le cœur. Ainsi en bannissant les graisses de son assiette, on augmenterait le risque de développer une maladie cardiovasculaire. Il serait préférable de manger plus de gras.

Willett a mis en évidence d'autres conséquences de cette campagne anti-graisses sur la santé des consommateurs, en particulier ceux qui se sont laissés séduire par les produits allégés des multinationales de l'agroalimentaire.

— Les industries alimentaires ont vite compris que le sucre était moins cher et se sont empressées d'engranger des bénéfices sur le dos des plus crédules d'entre nous, dit le professeur de Harvard.

Le paradoxe serait bien de grossir en consommant des produits allégés ! C'est ce que pense le plus célèbre journaliste scientifique américain, Gary Taubes :

— L'épidémie d'obésité est sans doute due au fait que les gens mangent moins de gras mais plus de glucides.

Le cholestérol, longtemps tenu responsable de tous les maux, ne serait pas si « méchant » que ça au bout du compte. Il n'est pas prouvé qu'un taux élevé de cholestérol est mauvais pour le cœur. Il serait même « très dangereux » d'affirmer que le mauvais cholestérol (LDL) favorise le développement de maladies cardiaques tant que le rapport de cause à effet n'a pas été formellement prouvé, explique Dariush Mozaffarian, professeur d'épidémiologie à l'École de santé publique de Harvard.

Les instituts scientifiques concernés ont pourtant refusé de revoir leur politique. L'Association américaine du cœur et les services sanitaires américains ont même renforcé leurs normes. Le taux de mauvais cholestérol (LDL) a été ramené à moins de 100, et pour les personnes à risque à moins de 70 milligrammes par dixième de litre de sang. D'après les directives de l'Association américaine de médecine infantile, les enfants de huit ans présentant des taux élevés de graisse dans le sang doivent déjà prendre des statines. Les statines, ce sont les médicaments phares des entreprises pharmaceutiques pour lutter contre le cholestérol.

Les statines font incontestablement baisser le taux de cholestérol dans le sang. Les margarines enrichies avec des stérols végétaux aussi. Reste à savoir si c'est vraiment bénéfique pour la santé.

L'expert des médicaments, le professeur Peter Sawicki, ancien directeur de l'ISWIG (Kölner Instituts für Qualität und Wirtschaftlichkeit im Gesundheitswesen), un institut indépendant d'évaluation des médicaments, a analysé toutes les études existantes sur le cholestérol. D'après lui :

— L'effet de la baisse du taux de cholestérol est sans doute l'un des thèmes les plus étudiés dans la recherche médicale. On peut dire que des personnes en bonne santé ne vivront pas plus longtemps en réduisant leur taux de cholestérol. En revanche, les personnes ayant déjà subi un infarctus ou souffrant d'une maladie coronarienne ont tout intérêt à baisser leur taux de cholestérol : elles vivront plus longtemps. Enfin, certaines d'entre elles. Sur cent malades traités, deux vivront plus longtemps. De plus, il n'a pas été formellement prouvé que ces patients ont vécu plus longtemps grâce à la réduction de leur taux de cholestérol. Il est de plus en plus évident que les statines agissent sur d'autres éléments du métabolisme. Il se pourrait donc que le cholestérol n'ait rien à voir là-dedans.

Conclusion :

— On a longtemps tenu le cholestérol pour le principal responsable des infarctus. Nous avons dû revoir notre position ces dernières années. Ce n'est pas le cas.

Apparemment, le cholestérol dans la nourriture ne joue pas non plus le rôle fondamental qu'on lui a attribué.

— Il n'est pas prouvé que la quantité de cholestérol que nous consommons avec notre nourriture soit réellement la cause de maladies. Le cholestérol est surtout produit dans le foie ce qui signifie que notre corps dispose de mécanismes pour se protéger d'un manque de cholestérol, car le cholestérol est un élément essentiel de notre organisme.

Le cholestérol est nécessaire à la stabilisation de la paroi cellulaire, à la production d'hormones et à celle de vitamine D. Quand le corps n'a pas assez de cholestérol, il produit moins de vitamine D. Certains organes contiennent beaucoup de cholestérol : le cœur est composé à 10 % de cholestérol, le cerveau à 20 %, la glande surrénale à 50 %. Le corps veille donc scrupuleusement à préserver son taux de cholestérol. Alors pourquoi lutter contre le corps ? D'après Gunter Frank, médecin et auteur de plusieurs ouvrages :

— Encore une fois, c'est une histoire de gros sous. Le chiffre d'affaires des produits allégés comme la margarine et des succédanés de graisse est énorme et les anticholestérols comme les statines sont les médicaments les plus rentables du monde.

Aucune firme n'a profité de cette campagne contre les graisses comme Unilever, le géant de l'agroalimentaire anglo-hollandais. Il produisait jusqu'en 2017 la margarine enrichie en stérols végétaux Pro-Activ et la margarine allégée Planta Fin. Il a créé la marque Du darfst (Tu as le droit) : Tu as le droit de manger tous ces aliments allégés en matières grasses : beurres, margarines, saucisses, fromages, plats cuisinés et salades vendues dans des contenants en plastique. Salades avec de la dinde, des crevettes, des œufs, du saumon, plus de 80 produits au total.

Du darfst existe depuis 1973 et Du darfst « aime avant tout les femmes » si l'on en croit le texte publicitaire. « Du darfst trouve que les femmes sont extraordinaires. Elles ne sont jamais tout à fait les mêmes, aujourd'hui comme ça, demain autrement. Certains jours elles se sentent bien, d'autres non, sans qu'elles puissent vraiment l'expliquer. Parfois elles mangent avec appétit, parfois avec mauvaise conscience. C'est typiquement féminin ! Chez Du darfst, nous les comprenons et nous pensons que les femmes qui prennent plaisir à manger, sont plus heureuses. Elles ont compris que la nourriture influait sur leur bien-être. C'est pourquoi notre gamme de produits Du darfst propose les deux : le plaisir gustatif et la gestion des calories. »

Chez Unilever, on ne comprend pas uniquement les femmes, on a aussi le sens des affaires. Et le marché juteux des produits allégés repose sur un art très particulier. C'est l'art de la persuasion : convaincre les consommateurs d'acheter des produits et les persuader qu'ils leur apporteront forcément des bénéfices. Unilever maîtrise cet art à la perfection dans 170 pays du monde. 200 millions : c'est le nombre de fois par jour qu'un produit Unilever est consommé sur la planète.

Le siège d'Unilever pour l'Allemagne, l'Autriche et la Suisse se trouve à Hambourg. C'est un beau bâtiment, au bord de l'eau, dans la cité portuaire, avec une impressionnante façade vitrée semi-transparente. D'immenses bacs à fleurs en forme de bateaux sont disposés devant l'entrée. Une péniche passe, des mouettes crient. Vue sur les grues, les cargos, à proximité les terminaux de croisière où sont amarrés les immenses paquebots comme le *Queen Mary 2*. On est à deux pas des vieilles boutiques, de la ville originelle avec ses bâtiments de brique. De nouveaux appartements chics ont été aménagés dans le quartier.

C'est depuis la passerelle de commandement, au port de Hambourg, que les têtes pensantes d'Unilever imaginent et organisent des campagnes, influencent les modes de pensée des consommateurs, propagent de nouvelles idéologies sur la santé en s'appuyant sur une multitude de canaux : magazines féminins, revues spécialisées, quotidiens, congrès scientifiques. Au siège du port de Hambourg, on organise même des cours de cuisine pour enfants avec la margarine Sanella. Une mécanique parfaitement huilée, intégrée dans le réseau global d'une multinationale.

C'est bien la margarine qui est à l'origine de cette *success-story*. Unilever a longtemps été la multinationale de la margarine : Becel, Fruit d'or, Rama, Planta Fin, Lätta. Un univers de santé, de sveltesse, de bonheur. Tout le monde le connaît grâce aux spots publicitaires. La vie est belle dans le royaume « Margarine » d'Unilever, où on croise les familles Fruit d'or, mais aussi les jeunes célibataires branchés qui occupent des appartements trop cools avec leur frigo Lätta. Le royaume des rêves où, grâce à Fruit d'or, on pourra profiter de la vie tout en faisant du « bien » à son cœur. Quand on pense que la margarine était au départ le « beurre du pauvre » !

Au milieu du XIXe siècle, un chimiste français, Hippolyte Mège-Mouriès, a mis au point un ersatz de beurre pour Napoléon III. Il a émulsionné de la graisse de bœuf, fractionnée de lait et d'eau, obtenant ainsi une mixture blanche perlée qui prendra le nom de margarine (du grec « margaron », perle).

Le produit est autorisé à la vente en 1872, sous le joli nom de « beurre économique ». En 1888, les deux familles néerlandaises Jurgens et Van Den Bergh établissent les premières fabriques de margarine (plus tard Unilever) à proximité de Clèves et de Goch dans la région du Rhin inférieur. Quelque temps auparavant, le pharmacien Benedikt Klein a fondé à Cologne-Nippes une fabrique de margarine, la plus ancienne d'Allemagne. L'usine Benedikt Klein a elle aussi été rachetée par Unilever. La couleur jaune comme le beurre a été obtenue par le pharmacien néerlandais Lodewijk Van Grinten qui a créé plus tard une entreprise spécialisée dans les encres d'imprimerie, Océ.

La demande a vite progressé si bien que la graisse de bœuf ne suffisait plus. Le problème a été réglé en 1902. Grâce au procédé d'hydrogénation, on a pu augmenter la durée de conservation de l'huile et la durcir. Un saut quantique. Bon pour les affaires, moins pour la santé, comme on le sait aujourd'hui. La margarine est un « pur produit d'usine », un produit artificiel obtenu par des procédés chimiques. Pour la fondation Warentest, c'est un produit high-tech qui serait immangeable sans les artifices de la chimie. Un miracle qu'un tel produit ait pu trouver acheteur ! Plus extraordinaire encore, ce produit a l'image d'une matière grasse végétale saine et a connu un succès mondial.

Une telle ascension n'est pas possible sans une excellente organisation. Il faut convaincre le groupe cible avec des spots publicitaires et si possible beaucoup d'articles dans les magazines féminins et dans d'autres journaux. L'objectif est de conférer à ce produit, à la base de moindre qualité, une puissante aura « santé » . La nouvelle image doit reposer sur un socle solide, sur des faits apparemment incontestables. C'est à ce stade qu'on a besoin des scientifiques, lesquels sont particulièrement courtisés par Unilever. La science est au cœur de sa stratégie.

Unilever a tissé une toile autour du monde, avec des agences qui agissent à tous les niveaux : agences de publicité, agences de relations publiques pour tous les groupes cibles, de la science aux magazines féminins. Unilever soutient des associations de chercheurs, la firme s'est associée contractuellement avec l'Union internationale des sciences de la nutrition (International Union of Nutritional Sciences, IUNS) avec un mémorandum officiel (Memorandum of Understanding) pour la modique somme de 50 000 euros par an. Apparemment, il ne faut pas débourser beaucoup pour acheter les scientifiques. Unilever soutient même des professeurs au sein de la prestigieuse université de Cambridge. Unilever sponsorise la Société allemande de médecine nutritionnelle (DGEM).

Les professeurs sont importants pour rappeler les bases de l'alimentation allégée et de la baisse du taux de cholestérol, pour rassurer les consommateurs face aux critiques grandissantes concernant les effets nocifs potentiels de certaines substances, mais surtout pour vanter les bienfaits des produits Unilever. Et ils vont même parfois jusqu'à participer à des actions téléphoniques. Ainsi, le professeur hambourgeois docteur Hans Steinhart a joué le rôle de l'expert lors d'une action téléphonique organisée conjointement par le magazine *Freundin* et l'ancienne filiale d'Unilever Du darfst. Thème : les conseils des pros pour rester mince. À la question : « Comment me débarrasser définitivement de mon bourrelet de graisse », le professeur Steinhardt a répondu : « Consommez de préférence des produits allégés et des aliments peu caloriques. »

De telles expertises ont convaincu bon nombre de consommateurs, sur toute la planète, de renoncer aux matières grasses. Revers de la médaille : les troubles carentiels qui affectent le moral d'un nombre croissant de personnes dans le monde, dont les patients du médecin de l'âme munichois,

Emanuel Severus. Il porte un regard critique sur cette campagne antigras.

— Je la trouve absurde à cause de sa radicalité. Toutes les graisses ne se valent pas. Je crois qu'il y a des modes qui n'ont malheureusement aucun fondement scientifique sérieux.

Le docteur Emanuel Severus a participé à des recherches aux États-Unis, à Harvard aussi, auprès du professeur Andrew Stoll, le pionnier de la recherche sur l'utilisation des acides gras oméga 3 pour stabiliser l'humeur et soigner la dépression bipolaire. Il a rejoint son équipe après ses études puis a ensuite travaillé avec lui en tant que collaborateur scientifique.

— Parce que je m'étais déjà intéressé pendant mes études à ces acides gras et aux troubles bipolaires. De plus, l'École de santé publique de Harvard est très renommée et je voulais tout simplement savoir comment c'était là-bas.

La première fois, il logeait dans la résidence universitaire sur le campus, tout près du McLean Hospital, la deuxième fois, il a loué un petit appartement dans le quartier italien de Boston. Il prenait tous les jours le bus et le train régional pour rejoindre le McLean Hospital où ils ont « analysé des centaines de publications scientifiques à la recherche d'une substance qui n'avait jamais été utilisée pour traiter des troubles psychiatriques ». À plusieurs reprises, ils sont tombés sur les acides gras oméga 3 de l'huile de poisson. Cette expérience a été très enrichissante pour lui et le chercheur américain est à ses yeux une personnalité très positive :

— Le professeur Stoll est un homme très affable. C'est incontestablement un pionnier dans le domaine.

Stoll a axé ses recherches sur l'impact de la nutrition sur la santé psychique de l'être humain. Pour lui, « avec le développement des aliments transformés et la réduction des acides gras oméga 3 dans le régime occidental typique, tout a changé ». Il y voit l'une des causes principales de l'augmentation des troubles psychiatriques. On trouve des oméga 3 dans les poissons mais aussi dans d'autres aliments comme l'huile de lin, et certains produits laitiers à condition qu'ils ne soient pas écrémés ni trop transformés.

Les acides gras oméga 3 sont bons pour le cœur, pour les yeux, ils protègent du diabète et peuvent même empêcher le développement de cellules adipeuses. Toutefois, leurs bienfaits les plus importants concernent le cerveau, l'intellect et le psychisme. Les personnes qui souffrent d'une carence en oméga 3 sont plus sujettes à la schizophrénie, aux pertes de mémoire et sont plus souvent atteintes de maladies neurodégénératives, Alzheimer et Parkinson. Une carence en oméga 3 peut aussi engendrer une hyperactivité chez les enfants. Comme l'ont montré de nombreuses études sur la dépression, une carence en acides gras oméga 3 peut provoquer des troubles de l'humeur. Les acides gras oméga 3 provoquent une sensation de bien-être dans le cerveau car ils stimulent la production de neurotransmetteurs tels que la dopamine, l'adrénaline, la noradrénaline et permettent un meilleur arrimage de la sérotonine (l'hormone du bonheur) aux récepteurs.

— Je crois que si l'alimentation des êtres humains contenait plus d'acides gras oméga 3, il y aurait moins de dépressions et de maladies psychiatriques, dit Andrew Stoll.

Naturellement, d'autres facteurs entrent en jeu et expliquent le mal-être de certains malades : la perte d'un emploi, le départ d'un ou d'une conjointe, la mort de la mère. Le psychiatre Emanuel Severus voit aussi les choses de cette façon. Mais une carence en acides gras oméga 3 peut aggraver la donne.

— C'est un système très complexe. Une carence en acides gras peut, dans des situations de stress comme le décès de la mère, une séparation, une perte d'emploi, accentuer les tendances dépressives. Je conseillerais donc une supplémentation en acides gras oméga 3 aux personnes qui souffrent d'une carence. Ce n'est pas une panacée. Mais ça peut aider les patients à aller mieux. La plupart des gens ne consomment pas assez d'oméga 3.

Il ne s'agit pas uniquement de ces acides gras. Les conseils simplifiés des nutritionnistes, invitant les consommateurs à bannir les graisses de leur assiette et le développement des aliments transformés ont aussi un impact sur l'âme humaine, non seulement sur le moral mais aussi sur l'agressivité. D'après une étude publiée dans le *British Journal of Nutrition*, les sujets qui avaient diminué leur consommation de graisse de 40 à 25 % montraient une tendance accrue à l'agressivité et développaient même pour certains d'entre eux des troubles dépressifs. Même la baisse du taux de cholestérol peut avoir de tels effets secondaires.

Quiconque prend des médicaments pour baisser son taux de cholestérol, renonce à la viande grasse et aux œufs ou consomme les nouveaux aliments enrichis en stérols végétaux pourrait bien devenir une menace pour la paix familiale, un danger pour lui-même et les autres. En effet, les faibles taux de cholestérol ont aussi leurs inconvénients : dépressions et agressivité plus fréquentes, ils peuvent même augmenter le risque de mort violente, crimes ou suicides. Une étude norvégienne portant sur 254 patients psychiatriques a montré qu'un faible taux de cholestérol dans le sang s'accompagnait d'une tendance accrue à la violence ou aux pensées suicidaires.

Plus le taux de cholestérol était faible, plus forte était la propension à la violence criminelle. C'est le résultat d'une étude antérieure conduite sur 80 000 Suédois par des médecins américains. Des faibles taux de cholestérol augmentent aussi le risque de mort violente comme le montre une étude américaine conduite par Joseph A. Boscarino du Centre de recherche de Danville en Californie. Il a analysé les données portant sur 4 000 hommes suivis pendant quinze ans, en se concentrant sur leur taux de cholestérol, leur tendance à la dépression et les causes du décès.

L'exemple le plus extrême nous vient de Nouvelle-Zélande, d'une famille présentant de très faibles taux de cholestérol, une particularité liée à la génétique. Un jeune homme, au fort penchant suicidaire, a attiré l'attention des chercheurs. En s'intéressant à l'histoire de la famille, les scientifiques ont découvert que la moitié de ses ancêtres masculins des deux dernières générations s'étaient suicidés. L'un d'eux avait tué deux personnes avant de mettre fin à ses jours.

Les carences en acides gras oméga 3, l'abaissement des taux de cholestérol ne sont pas les seuls éléments à influencer notre humeur. Les nouvelles graisses, apparues dans la chaîne alimentaire, avec le développement des aliments ultratransformés, peuvent elles aussi avoir un impact négatif sur notre psychisme. Il s'agit des fameux acides gras trans, présents dans les aliments ayant subi des procédés industriels visant à solidifier des matières grasses végétales. Ces gras trans pourraient eux aussi jouer un rôle dans les dépressions.

De nombreuses études ont mis en évidence leurs effets négatifs sur la santé. Elles pointent un risque accru de diabète, d'infertilité, d'hyperactivité chez les enfants, de maladies d'Alzheimer et de certains cancers. D'après l'OMS, la consommation d'acides gras trans est liée à 500 000 décès par maladies cardiovasculaires chaque année. Ils entrent dans la composition de certaines margarines, de fast-food, de chips et de plats cuisinés. Ils apparaissent durant le processus d'hydrogénation d'huiles végétales qui sert à produire un corps gras plus solide et moins sensible au rancissement.

Ces gras ne présentent des avantages que pour l'industrie. Ils sont peu coûteux, ils se conservent, ils permettent de garder plus longtemps les huiles de cuisson dans les baraques à frites, ils donnent une belle couleur dorée aux frites, une bonne consistance à la crème chantilly végétale et apportent aux croissants leur côté croustillant. Mais pour le professeur de Harvard, Walter Willett, ces acides gras trans « sont un véritable poison pour le métabolisme humain ». Ces graisses artificielles, taillées sur mesure pour les margarines, les boulangeries industrielles, les chaînes de restauration rapide, provoquent chaque année 30 000 décès aux États-Unis d'après les estimations de Harvard.

— Des millions de personnes sont sans doute mortes prématurément parce que notre nourriture contenait trop d'acides gras trans, dit Walter Willett.

Des études récentes montrent que les acides gras trans peuvent aussi provoquer des troubles de l'humeur. Une étude conduite par des chercheurs espagnols (The Sun Project) portant sur 12 000 étudiants diplômés de l'université, suivis pendant dix ans, met en évidence une hausse sensible des dépressions chez les personnes consommant des acides gras trans. Ils avaient notamment noté les consommations d'huile d'olive et de margarine.

Heureusement, les acides gras trans ne constituent pas un danger en Allemagne. Le professeur Hans Steinhart nous le garantit. Il a même accepté une interview pour l'Institut de la margarine soutenu par des firmes comme Unilever. D'après lui, un apport équivalent à 5 % de l'apport énergétique total ne présenterait pas de danger. La consommation d'acide gras trans en Allemagne se situerait, toujours selon lui, autour de 2 %, ce qui est impossible à prouver.

Steinhart a même osé une comparaison entre la margarine et la nature.

— Certains acides gras trans sont produits en petite quantité dans l'estomac des ruminants et sont par conséquent présents dans la viande, le lait et les produits laitiers. L'être humain consomme depuis des millénaires du lait et de la viande, j'ai du mal à imaginer que c'est dangereux pour lui.

Comme l'ont montré de nombreuses études, ce n'est pas dangereux en effet. Les graisses naturelles contenues dans le beurre et la crème sont même bonnes pour la santé, comme les acides linoléiques conjugués (CLA). Seuls les acides gras trans industriels sont mauvais pour la santé. Steinhart a tout simplement mélangé les gras trans d'origine naturelle et ceux d'origine industrielle, innocentant au passage la margarine.

Quoi qu'il en soit, depuis plusieurs années, les fabricants de margarine se sont efforcés d'éliminer les acides gras trans de la composition de leurs produits. Mais on les trouve toujours dans certains aliments frits, viennoiseries, gâteaux et biscuits et soupes déshydratées. Les fabricants ont d'ailleurs modifié les mentions sur les étiquettes : on parle de graisses hydrogénées ou partiellement hydrogénées. La Commission européenne a annoncé qu'à partir du 2 avril 2021, la limite maximale autorisée d'acides gras trans produits industriellement sera de 2 grammes pour 100 grammes de graisse dans la nourriture destinée à la consommation (communiqué du 24 avril 2019). Quant à l'Organisation mondiale de la santé, elle veut les voir disparaître complètement d'ici 2023.

En tout état de cause, les viennoiseries ne sont donc pas la meilleure des options pour la pause-café, côté bonne humeur. Optez plutôt pour un crumble aux fruits ou un marbré maison !

Il serait tout simplement préférable de consommer des acides gras naturels. En tout cas, pour l'humeur. Le professeur Jian Zhang, de l'université de Columbia, a conduit une étude portant sur 7 631 sujets, hommes ou femmes. Parmi les participants à l'étude, ceux qui respiraient la joie de vivre consommaient plus d'acides gras sains que les dépressifs et les sujets hantés par des pensées suicidaires.

D'après une étude publiée en 2011 et conduite par Lukas Van Oudenhove de l'université de Louvain, les aliments gras permettraient d'atténuer notre tristesse et d'améliorer notre humeur. Particularité de l'étude : les graisses ont été transmises directement à l'estomac des participants par perfusion intragastrique. On élimine ici le plaisir de manger. L'équipe a constaté que la transmission à l'estomac d'une solution à base de matières grasses atténue sensiblement les réponses du comportement et des neurones aux émotions tristes. Il n'y a bien que les Belges pour avoir l'idée d'une telle expérience. Elle permet néanmoins de conclure qu'il y a des raisons physiologiques au rôle positif des matières grasses sur notre humeur. Prenons les acides gras oméga 3, ils peuvent améliorer le flux d'informations dans le cerveau de sorte que les signaux sont mieux transportés. Ils agissent aussi sur des neurotransmetteurs qui jouent un rôle dans les troubles dépressifs. Ils favorisent la production de sérotonine (l'hormone du bonheur) et régulent les hormones du stress comme l'adrénaline, la noradrénaline et la dopamine.

Ainsi, certaines querelles familiales et disputes de couple pourraient être liées à une carence en acides gras oméga 3 plutôt qu'à des conflits profonds. Alors avant d'entamer une procédure de divorce, d'aller s'allonger sur le divan d'un psychiatre, peut-être faudrait-il veiller à consommer davantage d'acides gras oméga 3.

— Je conseillerais à tout le monde de faire une prise de sang en demandant qu'on mesure la teneur en acides gras totaux des globules rouges du sang. Si une carence en acides gras oméga 3 constitue bien un facteur de risques pour la santé psychique, une supplémentation en oméga 3 peut être très intéressante, elle n'entraîne aucun effet secondaire et agit sur la cause principale du mal.

Le mieux, c'est de consommer des acides gras contenus naturellement dans certains aliments : l'huile de lin de préférence. De toutes les huiles, c'est celle qui contient le plus d'acides gras oméga 3 et on ne l'utilise pas uniquement pour préparer un müesli maison mais aussi un fromage blanc aux herbes ou une mayonnaise façon aïoli (on remplace l'huile d'olive par l'huile de lin).

Ingrédients : Un jaune d'œuf, une gousse d'ail ou plus selon le goût de chacun, 10 cl d'huile de lin, un jus de citron, une pincée de sel.

Préparation : Mettez le jaune d'œuf dans un bol, avec le sel et l'ail préalablement écrasé à la fourchette. Ajoutez l'huile goutte à goutte et remuez délicatement à l'aide du fouet. Quelques minutes plus tard, rajoutez quelques gouttes d'huile, fouettez entre chaque ajout jusqu'à obtenir une base épaisse. Une fois que la mayonnaise est bien prise ajoutez le jus de citron à votre convenance.

Pour le professeur Severus, ça sera une pizza.

Ce soir-là, il est assis dans son petit bureau au rez-de-chaussée de la clinique. Les derniers rayons de soleil illuminent la cour. Le téléphone sonne. Il s'agit de fixer un lieu de rendez-vous pour le dîner.

— Une pizzeria ? Volontiers.

Il propose une adresse qu'on lui a conseillée, ce serait la meilleure pizzeria de tout Munich.

La pizza préférée du professeur Severus ? La Marinara, avec des tomates, de l'ail, de l'huile d'olive et de l'origan. À ne pas confondre avec la pizza aux fruits de mer. Le professeur n'en mangerait pas, il est végane.

— Au départ, j'étais végétarien. Je mangeais encore du fromage. Mais les vaches laitières souffrent comme les autres. On les tue aussi à la fin.

D'un point de vue éthique, c'est parfaitement louable mais qu'en est-il de son apport en oméga-3 ? Il ne faudrait pas qu'il perde sa bonne humeur à cause de son régime alimentaire ! Plutôt que de consommer du poisson, du lait, du beurre et de la crème, il prend des acides gras oméga 3 à chaîne longue issus d'algues marines, des compléments alimentaires en somme. Ne craint-il pas d'éventuels effets indésirables ?

— Je n'en prends qu'un gramme par jour.

Il prend aussi de la vitamine B12 en gélule. Il peut évaluer la dose qui est bonne pour lui. Il peut aussi évaluer les risques. Il est médecin. Et il s'agit là de sa consommation personnelle qui n'engage que lui.

Pour les parents, c'est différent. Ils ont la responsabilité de nourrir leurs enfants, d'assurer leur avenir. Il existe une multitude d'aliments enrichis en vitamines et minéraux destinés aux enfants. Et pour les parents, c'est difficile de prendre la bonne décision. Ils ne savent pas quoi penser de ces produits estampillés sains. Par précaution, ils s'en tiennent aux recommandations des médecins.

Parfois, les enfants en subissent les conséquences toute leur vie.

9

Hypersensibilité

Quand la prévention rend malade : quels sont les besoins en vitamines de l'enfant ?

Les symptômes semblaient sans gravité de prime abord mais personne ne pouvait les expliquer et c'est bien ce qui les inquiétait. La mère se faisait du souci naturellement, le père aussi.

C'est une jeune femme, très jolie, mince, brune. Elle porte un jean marron avec un tee-shirt blanc à rayures bleues. Son mari a des cheveux châtains, il porte un jean et une chemise à manches courtes.

— Le bébé ne buvait rien, il ne prenait pas de poids, et personne ne savait pourquoi.

Ce sont des rapatriés d'Europe de l'Est de descendance allemande. Elle vient du Kirghizstan et lui du Kazakhstan. Ils se sont rencontrés en Allemagne. Leurs parents s'étaient déjà installés ici. Beaucoup de parents et d'amis vivaient ici.

Ils habitent dans une maison mitoyenne à la périphérie de la ville. Elle est dotée d'un petit jardin. Vue sur d'autres maisons mitoyennes, avec un champ de maïs en toile de fond. Dans le séjour, devant le canapé en cuir, une télévision à écran plat. Les garçons ont leur chambre à l'étage.

On les entend rire en haut, un jouet électronique émet des bips-bips de temps à autre.

S'ils avaient attendu six mois de plus pour aller à l'hôpital, il aurait sans doute été trop tard, d'après le professeur Martin Konrad.

— L'œil aurait pu être atteint. Ils auraient pu mourir dans le pire des cas. C'est déjà arrivé.

Les enfants ne prenaient pas de poids. C'était le seul signe indiquant que quelque chose ne tournait pas rond. Ce sont des jumeaux. Le plus petit des deux dépérissait.

Aujourd'hui elle sait : son fils leur montrait que quelque chose ne tournait pas rond.

— Il a été le premier à nous dire : je n'y arrive pas.

Elle montre le protocole qu'elle a dû observer sur les conseils du médecin. Elle a noté à la main tout ce que les garçons mangeaient et buvaient à chaque repas. Précisément, scrupuleusement.

— On allait toutes les deux ou trois semaines chez le pédiatre. Il n'était pas particulièrement inquiet. Il a fait une échographie abdominale et n'a rien vu. Au bout d'un moment on a dit, ça suffit, on va à l'hôpital maintenant.

Les enfants ont passé Noël à l'hôpital, le jour de l'An aussi. Le taux de calcium dans le sang était trop élevé.

— Quatre virgule zéro, dit le père. Normalement c'est compris entre un et deux. Ils savent aussi ce qui peut se passer quand il y a trop de calcium dans le sang.

— L'obstruction des artères peut provoquer un arrêt cardiaque, dit la mère. À ce stade, je n'ai même pas pensé à la vitamine D. Je ne savais pas que la vitamine D et le calcium étaient liés.

Les médecins de l'hôpital ont finalement informé le professeur Martin Konrad à Münster. C'est lui qui a découvert la cause de ces symptômes : la vitamine D que les parents donnaient à leurs bébés comme les médecins conseillent à tous les parents de le faire. Le professeur connaît d'autres cas d'enfants qui n'ont plus voulu manger, tout à coup. Les symptômes sont caractéristiques et ils sont dangereux.

— Quand ils arrêtent de manger, ils sont amorphes et comme ils ont fréquemment envie d'uriner, ils peuvent vite se déshydrater.

Tomber malade à cause d'un traitement préventif : ça ne devrait pas arriver. Les enfants viennent au monde en bonne santé et sont ensuite malades à vie. Personne ne veut ça. Surtout pas les parents. Ils ne font que suivre les recommandations et les conseils. Pourquoi ne le feraient-ils pas d'ailleurs ? Ils veulent ce qu'il y a de mieux pour leurs enfants.

Peu de parents savent que cette vitamine peut entraîner des dommages chez l'enfant. Beaucoup de médecins l'ignorent aussi. Tous les enfants reçoivent une supplémentation en vitamine D pour prévenir le rachitisme. Seule une minorité d'entre eux présente des symptômes qui doivent alerter les parents.

On doute de plus en plus des bienfaits de ces vitamines de synthèse et des compléments alimentaires mais les produits destinés aux enfants dans les rayons des supermarchés sont pratiquement tous enrichis en vitamines, dont certaines font partie du groupe à haut risque, malgré les mises en garde des autorités sanitaires. Les parents n'en ont aucune idée, on ne mentionne pas les risques dans les spots publicitaires et aucun risque n'est signalé non plus dans les rayons des supermarchés.

Si on ajoute toutes ces vitamines, c'est parce qu'elles jouissent d'une très bonne image. On les trouve naturellement dans les laits infantiles (lait pour nourrissons Hipp biologique Combiotic), dans les céréales pour bébés (Modilac, Mes Premières Céréales nuit calme), dans les poudres chocolatées (Nesquik, Babicao chocolat de Nestlé), dans beaucoup de céréales de Kellogg's mais aussi dans certains bonbons et jus multivitaminés forcément. Beaucoup de parents donnent en plus des vitamines vendues en pharmacie ou parapharmacie. Et des oméga 3 dans les bâtonnets de poisson. Et du calcium dans les petits-suisses aux fruits.

Les parents sont une cible sans défense parce qu'ils sont désorientés. Certes, depuis la nuit des temps, les mères nourrissent et élèvent leurs enfants, elles les soignent et les éduquent, en s'inspirant des conseils des grands-mères et des autres femmes. Paradoxalement, plus le niveau de développement progresse, plus les progrès techniques et technologiques sont importants, plus les parents semblent perdus. Les mères de plus en plus diplômées, de plus en plus sûres d'elles dans leur vie professionnelle, accèdent plus facilement aux informations et sont de plus en plus secondées par les pères. Pourtant les parents sont désorientés quand il s'agit de nourrir leurs enfants, leur principal devoir. Les parents sont sous pression, ils se sentent responsables de l'avenir de leur progéniture.

Ils écoutent les promesses de l'industrie et de ses experts grassement payés. Ils écoutent les slogans des spots publicitaires, les conseils des pédiatres, lisent les recommandations dans les journaux. Ils n'ont pas vraiment le choix, d'ailleurs. Ils ne sont même pas certains que le savoir transmis sera suffisant pour répondre aux défis de l'avenir. La nature est peut-être imparfaite après tout. Peut-être les enfants ont-ils réellement besoin des doses supplémentaires en vitamines, minéraux, fer, acide folique, calcium, pour affronter le monde de demain. Parfois pourtant, on dirait qu'ils tombent justement malades à cause de tous ces aliments enrichis ou que le risque est accru.

C'est sûr que les mentions « calcium » et « vitamine D » sonnent plutôt bien, comme sur l'étiquette des petits-suisses. Mais quand les deux peuvent provoquer une calcification et augmentent le risque d'infarctus, ce n'est pas vraiment ce que les parents espèrent pour leur progéniture. Le risque dépend naturellement de la quantité. Les enfants ne mangent pas uniquement des petits-suisses, sur lesquels les vitamines et les minéraux ajoutés sont précisément indiqués, ils consomment aussi d'autres produits enrichis qui bien souvent ne précisent pas la quantité ajoutée. Et d'ailleurs, on ignore à partir de quel seuil précis il y a danger. Les autorités n'ont aucune idée de la quantité de vitamines de synthèse et d'autres additifs ingurgités par les enfants.

Les conseils des experts ne vont pas toujours dans la bonne direction. Certaines substances semblent être bénéfiques à la santé, elles sont alors conseillées par les médecins jusqu'à ce qu'on découvre des effets indésirables.

L'acide folique par exemple. Aucune mère n'échappe à l'acide folique. Les gynécologues en prescrivent aux femmes enceintes, certains conseillent même d'en prendre avant la conception. L'acide folique est ultra-tendance. Quand une vitamine (la B9 en l'occurrence) atteint un tel niveau de notoriété, on l'ajoute à toutes les sauces. L'acide folique est désormais conseillé par tous.

On en trouve dans les laits infantiles comme le lait bébé en poudre Modilac croissance, dans les Blédidej (céréales + apport lacté) de Blédina, dans la poudre chocolatée de Nesquik, dans les céréales du petit déjeuner pour petits et grands (Chocapic de Nestlé, Spécial K de Kellogg's), dans les boissons multivitaminées habituelles.

L'acide folique ou le shoot obligatoire avant même la naissance.

D'après une enquête réalisée par l'Institut allemand GFK (Gesellschaft für Konsumforschung, société pour la recherche sur la consommation), près de la moitié des céréales du petit déjeuner vendues en Allemagne contient de l'acide folique. Même le sel est enrichi en acide folique. Dans certains pays, on intègre à la farine utilisée pour la confection du pain de l'acide folique.

Pendant longtemps l'acide folique a bénéficié d'une réputation irréprochable. On le jugeait indispensable durant la grossesse car il prévient le spina bifida, un défaut de fermeture du tube neural. Il devait aussi diminuer le nombre de naissances prématurées. On l'a même considéré pendant un temps comme un sérieux candidat à la prévention contre Alzheimer et les AVC. Il améliorerait même la qualité du sperme et réduit le risque de développer un cancer colorectal.

On trouve de l'acide folique dans des aliments totalement naturels. Le nom est dérivé du latin : *folium*, feuille. Les légumes verts en branche contiennent de l'acide folique mais en petite quantité : le chou chinois (65 microgrammes pour 100 grammes), la chicorée (109 microgrammes), les épinards (145 microgrammes tout de même). C'est le foie qui garantit l'apport le plus important : le foie de veau (240 microgrammes) et le foie de bœuf, jusqu'à 590 microgrammes.

L'acide folique ne manque pas, en tout cas, dans le monde de l'alimentation naturelle. Toutefois, dans le monde parallèle des aliments industriels, l'acide folique peut disparaître lors de la transformation, des transports trop longs, du séjour prolongé au supermarché. Mais aussi à cause des messages nutritionnels inappropriés. En effet, aucune diététicienne ne conseille de manger du foie. Mais de quelle quantité d'acide folique avons-nous besoin ? Et les enfants ? À partir de quel seuil peut-il être nocif ?

Fait intéressant, le lait maternel contient peu d'acide folique. On pourrait donc en conclure que le bébé n'en a pas besoin de beaucoup. L'espèce humaine se serait éteinte depuis longtemps si l'évolution ou le bon Dieu avaient fourni trop peu de nutriments aux bébés.

Les experts ont pourtant conclu que la mère comme l'enfant avaient absolument besoin d'une supplémentation en acide folique. Si possible, à grande échelle. La campagne est un véritable succès.

Effectivement le spina bifida a fortement régressé et c'était l'argument principal de la campagne. À y regarder de plus près, on constate que le recul était déjà amorcé avant la prescription généralisée d'acide folique. Ce n'était donc pas lié à l'acide folique. Peut-être qu'il ne prévient même pas le spina bifida. Ensuite, on a découvert que certaines femmes, carencées en vitamine B9, ne peuvent pas assimiler l'acide folique contenu dans la nourriture en raison de facteurs génétiques. On pourrait donc leur administrer de l'acide folique autant qu'on voudrait sans mesurer le moindre effet.

Et chez les femmes qui ont pris de l'acide folique d'office, il peut y avoir des effets indésirables. En effet, on a découvert que la consommation d'acide folique peut aussi comporter des risques.

D'abord, on a observé une augmentation des grossesses gémellaires. C'est ce qu'a constaté une étude suédoise. Puis les indices se sont accumulés. On note aussi un risque accru d'asthme chez les enfants. Une étude publiée en 2007 a mis en évidence une augmentation de quatre à six cas de cancer colorectal par tranche de cent mille personnes dans les pays où certains aliments sont systématiquement enrichis en acide folique. D'autres recherches ont mis en avant une augmentation du risque du cancer du sein chez les femmes et du cancer de la prostate chez les hommes.

Une trop forte dose d'acide folique, au-delà des 400 microgrammes par jour recommandés, peut entraîner des troubles du sommeil, de l'irritabilité, de l'hyperactivité et de la confusion. On a aussi observé une altération du goût et une augmentation des allergies. De plus, donner à ses enfants une supplémentation en acide folique fait d'eux des animaux de laboratoire dans une expérience dont l'issue est incertaine.

D'après le BfR, « l'évaluation des effets à long terme » d'une supplémentation en acide folique chez les enfants est « compliquée par le fait qu'on dispose de très peu de données sur la consommation de tels additifs chez les enfants ».

Bizarrement, on a commercialisé cet acide folique de synthèse sans vraiment connaître ses effets. D'après le BfR, on n'a pas assez d'informations sur l'assimilation de l'acide folique dans le corps et sur son efficacité pour prévenir les maladies si bien qu'une supplémentation n'est pas indiquée dans tous les cas et pour tous les génotypes. Pour ce qui est des épinards et du foie de bœuf, c'est différent. Aucun effet indésirable n'a été observé pour les acides foliques issus d'aliments naturels, conclut le BfR.

Peut-être était-ce une erreur de promouvoir ces acides foliques de synthèse, peut-être les mères n'auraient-elles pas dû se préoccuper des modes lancées par les experts, peut-être auraient-elles dû épargner leurs enfants ? Une absence de prévention aurait été préférable.

Certains experts commencent à l'admettre. En 2009, le professeur Peter Stehle, à l'époque président de la Société allemande de nutrition (DGE), société qui plaidait pourtant en faveur de l'acide folique a reconnu :

— Ces trois dernières années beaucoup d'éléments nouveaux concernant l'acide folique et ses effets ont été portés à notre connaissance. Nous devrons sans doute revoir notre copie.

Le cas de l'acide folique est sans doute l'exemple parfait du potentiel commercial du groupe cible mère-enfant. Il y a toujours de nouveaux marchés à conquérir. Une action de grande envergure a conduit à la propagation générale de l'acide folique. Il est conseillé partout dans le monde et dans certains pays comme les États-Unis, le Chili, le Canada, l'Australie et le Costa Rica, l'acide folique est intégré systématiquement à la farine utilisée pour faire le pain. Ainsi les femmes, les hommes mais aussi les enfants consomment de l'acide folique d'office.

Pour lancer une telle campagne en faveur d'une vitamine, il faut d'abord établir un seuil de référence, définir précisément les besoins pour cette vitamine donnée. C'est pourquoi des groupes représentant les intérêts des industriels, comme l'Ilsi et l'Erna, s'engagent activement dans l'évaluation des besoins. Pour l'acide folique, la définition d'une valeur seuil a joué un rôle déterminant dans le succès de la campagne et a largement contribué à augmenter le chiffre d'affaires des entreprises concernées. En Allemagne, 86 % des femmes et 79 % des hommes n'atteignent pas le seuil de référence.

Un argument de poids. Quand le seuil de référence n'est pas atteint, ça sent la sous-alimentation, il faut tirer la sonnette d'alarme.

Pour conquérir un marché, on a besoin de scientifiques de renom. Sans expert scientifique, rien n'est possible. Dans ce cas précis, on a créé en Allemagne, un « cercle de travail sur l'acide folique », une réunion respectable des différentes sociétés médicales, parmi lesquelles : l'Association des pédiatres allemands, la Société allemande de nutrition et beaucoup d'autres, même l'Institut public Robert-Koch spécialisé dans la lutte contre les épidémies, la Commission fédérale de l'alimentation (Suisse) et diverses initiatives dans les Länder. Et, bien évidemment, l'Institut de recherche appliquée pour les vitamines de synthèse. En réalité, ce n'est pas une société mais bien un club de propagande pour les vitamines dont le conseil d'administration rassemble les émissaires des fabricants de vitamines les plus renommés.

Le président du groupe de travail « Acide folique » est le professeur Berthold Koletzko de l'hôpital pour enfants Haunerschen à Munich, qui a déjà effectué des recherches sur l'acide folique avec le soutien financier de Danone, son suppléant est le professeur Klaus Pietrzik de l'université de Bonn, dont l'engagement pour promouvoir les vitamines lui a valu d'être nommé président d'honneur de l'Institut de recherche appliquée pour les vitamines de synthèse.

Toutefois, c'est un pédiatre britannique et l'Association britannique des malformations congénitales (Teratology Society) qui ont joué le rôle le plus important dans l'incroyable carrière de l'acide folique. Le professeur Richard Smithells a été le premier à postuler qu'une prise de 360 microgrammes d'acide folique quotidienne pourrait réduire drastiquement le nombre de spina bifida. L'Institut britannique a continué à promouvoir l'acide folique même après la mort de Smithells en 2002. L'Association britannique des malformations congénitales est gentiment soutenue par le réseau industriel de l'Ilsi et les entreprises Merck, Pfizer, Abbott, DuPont, Glaxo, Hoffman-La Roche.

Les campagnes lancées dans le monde entier pour promouvoir l'acide folique se sont illustrées par leur ingéniosité. La campagne menée aux Philippines est un modèle du genre. Elle a été soutenue par l'Ilsi. L'entreprise pharmaceutique United Laboratories avait proposé aux femmes enceintes ou en âge de procréer un traitement combiné fer-acide folique sous le nom « Femina ». Des spots publicitaires étaient diffusés sur les radios et à la télévision. L'étude marketing avait souligné l'implication très prometteuse des autorités publiques de santé. « Le ministère de la Santé, de la Formation, les autorités régionales peuvent nous aider à améliorer le programme. » Bilan : campagne réussie, objectifs commerciaux remplis, profits assurés. « Le marketing agressif pratiqué pendant plus d'un an a permis de sensibiliser les femmes ciblées au problème. Un véritable succès. »

Les stratèges du marketing des produits de santé ont bien compris qu'il était important d'associer à leur action des autorités dont les compétences sont unanimement reconnues. Le mieux naturellement, c'est quand les plus hautes instances recommandent leurs produits : des gouvernements, des scientifiques, des associations médicales et des organisations réputées. Ce qui se fait de mieux dans le domaine de l'alimentation infantile en Allemagne, c'est l'Institut de recherche sur l'alimentation des enfants (FKE) à Dortmund. Quand cet institut recommande quelque chose, ça fait tout de suite très officiel.

Ainsi, la filiale de Danone Milupa s'était appuyée sur une de ces recommandations pour lancer un de ses nouveaux produits le « lait junior Milupino », une boisson lactée industrielle qui contient en plus du lait écrémé et de l'eau, différentes vitamines, dont la vitamine A, et des « arômes » industriels.

Pour donner toute la crédibilité nécessaire à cette mixture, les experts en marketing de Milupa avaient concocté un joli texte lors du lancement du produit : « D'après les recommandations de l'Institut de recherche sur l'alimentation des enfants à Dortmund, les enfants en bas âge doivent consommer un tiers de litre de lait par jour et les plus grands (jusqu'à 12 ans) près d'un demi-litre. » C'est pourquoi « nous proposons le délicieux “lait junior” Milupino pour les enfants d'un à douze ans ». Milupa allait jusqu'à affirmer dans ses prospectus colorés que le lait Milupino était meilleur pour la santé que le lait de vache classique.

C'est sûr que ça sonnait bien, sauf que l'Institut de recherche sur l'alimentation des enfants de Dortmund, comme la Société allemande de nutrition citée elle aussi, n'étaient pas franchement ravis. En effet, ils déconseillent systématiquement le genre de produits auquel appartient la boisson lactée Milupino. Bien souvent, ils sont trop sucrés et trop gras pour être adaptés à l'alimentation des enfants, de l'avis de l'Institut.

Le BfR déconseille lui aussi ce genre de boissons lactées.

— D'un point de vue physiologique et nutritionnel, les laits destinés aux enfants en bas âge ne sont pas nécessaires, a estimé le président du BfR, Andreas Hensel.

Ils seraient même potentiellement nocifs car ils contiennent plus de fer et de zinc mais aussi plus de matières grasses que le lait de vache, souvent demi-écrémé, proposé aux enfants.

Pour le FKE, les enfants consommant du lait de vache normal associé à une alimentation équilibrée, ont tout ce dont ils ont besoin.

— Nous conseillons les produits traditionnels qui ont

fait leurs preuves, explique Mathilde Kersting, membre de l'Institut. Les enfants n'ont pas besoin de lait Milupino.

Pourtant, l'Institut n'a pas entamé de poursuites contre Milupa. Et la publicité a porté ses fruits.

— Nous sommes considérés comme des pionniers en matière d'innovation et comme des leaders du marché pour ces produits, dit fièrement le directeur commercial de Milupa.

Le FKE a visiblement tiré les leçons de cet épisode. Si des entreprises font de la publicité en utilisant sa notoriété, autant que l'Institut en profite. Il a donc décidé de négocier. C'est ce qui s'est passé avec les petits-suisses Danonino. Ils ont arboré pendant quelque temps le label Optimix délivré par l'Institut.

Quoi ? L'Institut de recherche sur l'alimentation des enfants recommande les petits-suisses ?

— Non, répond Mathilde Kersting, le petit-suisse n'a pas obtenu de label.

Elle s'explique :

— Le petit-suisse n'a pas obtenu le label pour lui tout seul. Il fait partie d'une collation composée également d'une tartine de pain de seigle avec du beurre et une tranche de concombre, de la moitié d'une pomme et d'un verre d'eau.

Le label se rapporte à l'ensemble. Si on a l'impression que le petit-suisse a remporté tout seul le précieux label, c'est qu'un tel label coûte de l'argent.

Et de tous les aliments qui composent le goûter, seul le petit-suisse soutenu par son créateur Danone a de l'argent. La pomme et le petit pain beurré ne peuvent pas se porter candidats pour le label. Ils n'ont pas d'argent. Que devrait donc débourser une pomme saine pour avoir droit au label de l'Institut ? Combien Danone a-t-il payé ? Mme Kersting ne veut pas le dévoiler. Apparemment, ça ne regarde que Danone et l'Institut.

Quand tout le monde a appris que l'Institut de recherche si réputé avait vendu le label à Danone, la multinationale, un peu gênée, a annoncé qu'elle renonçait à utiliser le label dans ses slogans publicitaires. Le petit-suisse Danonino avec ses arômes et sa vitamine D de synthèse est-il réellement bon pour la santé ? La question reste ouverte. Aucune étude comparative n'a été conduite sur les enfants consommateurs de petits-suisses aromatisés et sur ceux qui mangent des aliments sans additifs.

Et parfois, les vitamines de synthèse provoquent des dommages, contrairement aux vitamines contenues naturellement dans les aliments. C'est ce qui s'est passé pour les jumeaux dans le sud de l'Allemagne. Ils sont hypersensibles à la vitamine D de synthèse et en subissent aujourd'hui encore les conséquences. Ils sont nés prématurément, à sept mois, par césarienne. Et ils étaient minuscules. Le premier des deux prématurés ne pesait que 1 300 grammes, le second, 1 270. Ils étaient dans l'unité des soins intensifs. Une fois sortis de l'hôpital, ils n'ont pas pris de poids.

— Je les ai allaités pendant trois mois et demi. Ensuite, on est passés aux biberons. On notait précisément les quantités qu'ils avaient bues. Puis, j'ai commencé à leur donner des petits pots. Quelques cuillères par jour. Et la vitamine. Une fois par jour.

Ensuite, les médecins leur ont donné de la cortisone. Et finalement, ils les ont mis sous perfusion pour éliminer le calcium du corps. Un lait en poudre sans calcium a été prescrit. Les taux de calcium se sont stabilisés et sont redevenus normaux. Seuls les reins n'ont pas récupéré.

Les deux petits garçons ne sont pas les seuls dans ce cas. Les jumeaux font partie d'un petit groupe de personnes hypersensibles à la vitamine D. La maladie a été décrite pour la première fois dans les années 1950 en Grande-Bretagne, où on avait recensé deux cents cas en deux ans, période durant laquelle une supplémentation importante en vitamine D avait été réalisée dans les produits laitiers infantiles. Des cas avaient aussi été observés dans l'ancienne RDA où on pratiquait aussi une supplémentation importante en vitamine D. Les enfants souffraient là-bas aussi de calcification.

On donne de la vitamine D aux enfants pour prévenir le rachitisme, une maladie de la croissance et de l'ossification. Le corps produit de la vitamine D sous l'effet de la lumière du soleil. On l'appelle d'ailleurs souvent la vitamine du soleil. Certains aliments contiennent naturellement de la vitamine D, le lait maternel aussi, mais en très petite quantité.

Certains enfants comme les jumeaux sont hypersensibles à la vitamine D de synthèse. Les symptômes caractéristiques sont les suivants : vomissements, fièvre, troubles de croissance, envie fréquente d'uriner. Cette pathologie a été dénommée hypercalcémie infantile idiopathique. Jusqu'alors, la cause était inconnue. C'est le professeur Martin Konrad, médecin chef à la clinique de pédiatrie générale à la clinique universitaire de Münster et spécialiste des maladies rénales qui, avec son collègue Karl Peter Schlingman, a identifié la cause : un « ensemble de mutations génétiques de CYP24A1, l'enzyme responsable de la dégradation de la vitamine D ». Les jumeaux ont une anomalie génétique.

— Ils ne peuvent pas éliminer la vitamine D, explique le professeur Konrad.

Que se passe-t-il quand c'est le corps qui produit de la vitamine D lors d'une exposition au soleil ?

— *Ils peuvent s'exposer sans crainte au soleil, il ne se passera rien.*

Et avec le lait ? La vitamine D contenue naturellement dans certains aliments ?

— Ce sont de très petites quantités. Les effets de cette anomalie génétique ne se manifestent qu'avec la vitamine D de synthèse.

Cette anomalie génétique n'aurait jamais été identifiée si on n'avait pas administré à ces enfants de la vitamine D de synthèse.

Les vitamines de synthèse peuvent provoquer des effets indésirables aussi chez les enfants qui n'ont pas d'anomalie génétique. Des pédiatres américains ont conduit une étude, portant sur 8 000 enfants et ont prouvé que l'absorption de compléments alimentaires multivitaminés peut augmenter le risque d'allergie. Plus ils en prennent tôt, plus le risque est important. Les vitamines de synthèse pourraient avoir un impact sur l'activité des cellules immunitaires.

Et pourtant les mères pensent bien faire en donnant des cocktails multivitaminés à leurs enfants. Elles en consomment aussi. Et parfois, des effets secondaires peuvent apparaître. Sabine a témoigné sur Internet. « Bonjour, j'ai accouché il y a quatre mois et demi et j'allaite toujours ma fille. J'ai commencé la diversification. Hier, mon médecin m'a fait faire un hémogramme et on a trouvé une légère hypercalcémie. J'ai cherché en vain sur Internet un quelconque lien avec l'allaitement. Je prends tous les jours un sachet d'Orthomol Natal qui contient 400 mg de calcium. Dois-je m'inquiéter ? Je ne trouve aucun élément sur Internet », Sabine B.

On peut commander une boîte d'Orthomol Natal sur Internet, le prix varie entre 45 et 55 euros. Sur le paquet bleu, on peut lire : « Complément alimentaire destiné aux femmes en âge de procréer, enceintes ou qui allaitent. » Un sachet contient du magnésium, du sélénium et différents métaux comme le fer, le zinc, le cuivre, bien sûr des acides gras à la mode dont les éminents DHA et EPA accompagnés de quelques millions de bactéries (*Lactococcus lactis*, *Lactobacillus casei*, *Lactobacillus acidophilus*, *Bifidobacterium bifidum*) mais aussi d'une foule de vitamines, parmi lesquelles l'inévitable acide folique, une petite quantité de calcium et de la vitamine D. L'hypercalcémie (la calcification) pourrait être en lien avec cette consommation de compléments alimentaires.

Ces mixtures peuvent apparemment poser problème. Et la vitamine D contenue dans Orthomol Natal peut à trop forte dose nuire au fœtus à naître. Quand les granulés des sachets de la boîte bleue sont consommés par des femmes enceintes. « Il faut éviter à tout prix une surdose de vitamine D pendant la grossesse, met en garde le BfR. Une hypercalcémie persistante peut provoquer des handicaps moteurs et intellectuels, des anomalies cardiaques (sténose supravalvulaire aortique) et des lésions de l'œil (rétinopathie) chez l'enfant. »

Peut-être la quantité de vitamine D dans un sachet de granulés Orthomol Natal ne suffit-elle pas à provoquer une surdose. Le problème, c'est qu'on ne sait pas à partir de quel seuil on peut parler de surdose et on peut craindre des malformations chez l'enfant. L'Institut d'évaluation des risques allemand ne le sait pas non plus. On ignorerait à partir de quelle dose exacte la vitamine D pourrait avoir un effet tératogène (provoquant des malformations) sur le fœtus. Les essais sur les animaux et les signalements effectués sur les femmes enceintes ne permettent pas de l'établir.

Pour une vitamine qu'on conseille, administre, ajoute à tout-va, c'est étonnant. Les connaissances sont plutôt maigres. L'Institut allemand d'évaluation des risques a constaté beaucoup de lacunes. Ainsi, on ne sait même pas de quelle dose exacte de vitamine D l'être humain a besoin. En effet, notre organisme peut entreposer les quantités de vitamines nécessaires pendant deux à quatre mois. Personne ne le sait précisément, par conséquent personne ne sait quelle quantité exacte de vitamine D il faut ajouter aux aliments. En revanche, on sait que les vitamines des aliments et celles contenues dans les gélules ne jouent pas un grand rôle dans l'apport. « L'absorption de vitamine D dans la nourriture n'a qu'une faible corrélation avec les concentrations dans le sang », explique l'Institut d'évaluation des risques.

Le soleil et le temps passé à l'extérieur seraient beaucoup plus importants. D'après le BfR, il suffirait de passer trois fois un quart d'heure par semaine dehors pour « produire la quantité de vitamine D nécessaire ». Quand le corps entier est exposé au soleil, on a alors un vrai shoot de vitamine D : la peau synthétise durant les 24 heures suivantes 10 000 à 20 000 unités internationales, soit 250 à 500 microgrammes qui passent dans le sang. Les gélules de vitamines D normales contiennent souvent 10 microgrammes et peuvent déjà provoquer des dommages à des doses inférieures. Mais le corps peut parfaitement gérer, sans risque de calcification, l'apport de vitamine D par le soleil.

Ainsi, le corps régule l'apport très élégamment, de lui-même. En cas d'exposition prolongée au soleil, le corps produit de la mélanine et prend une couleur dorée. En Afrique, les hommes et les femmes naissent noirs, une pigmentation de la peau qui protège contre une déferlante de vitamine D.

D'après le BfR, on ne dispose d'aucune donnée permettant de comparer l'exposition au soleil des populations dans les différents pays d'Europe. On manquerait aussi de données sur les carences en vitamine D des populations européennes. Apparemment, personne ne s'est encore intéressé à l'apport en vitamine D dans les différentes régions d'Europe et aux sources de cet apport (soleil ou alimentation). Les habitants des régions caractérisées par de longs hivers sombres, la Scandinavie par exemple, devraient avoir disparu ou émigré depuis longtemps à moins que les poissons gras, l'huile de foie de morue, le foie les aident à compenser le manque de soleil. Peut-être font-ils le plein de vitamine D pendant le « jour polaire » ou la « nuit blanche » en prévision de l'hiver. Pour le BfR, il serait nécessaire de développer des méthodes permettant d'évaluer la capacité de l'organisme à stocker la vitamine D afin de mieux estimer les besoins de toutes les classes d'âge de la population surtout pendant les mois d'hiver quand l'exposition au soleil est insuffisante.

Les experts en hormone de la Société allemande d'endocrinologie (Deutsche Gesellschaft für Endokrinologie) mettent en garde contre une prescription incontrôlée de vitamine D. Selon eux, les données concernant les effets positifs seraient insuffisantes. Ils mettent aussi en avant les effets secondaires éventuels, notamment un risque d'hypercalcémie (trop de calcium dans le sang).

Le cas des jumeaux est plutôt rare. 1 enfant sur 50 000 présenterait une hypersensibilité génétique à la vitamine D. Pour le professeur Konrad de Münster, c'est encore trop. La prescription de vitamine D est une mesure de prévention qui doit permettre aux enfants de rester en bonne santé. Elle ne doit pas les rendre malades.

— Nous attendons d'une telle prophylaxie qu'elle protège contre les maladies sans comporter le moindre risque. En effet, les enfants étaient en bonne santé avant qu'on leur donne la vitamine.

Néanmoins, le professeur reste favorable à cette mesure de prévention.

— La prescription de vitamine D est justifiée. Mais nous devrions peut-être revoir les doses. Il y aura sûrement un débat.

La prévention et l'optimisation ont peut-être un peu perdu de vue cet élément fondamental : les mesures prises pour protéger les enfants des maladies ne devraient pas faire de victimes. Quand la prévention rend malade, c'est que quelque chose ne tourne pas rond.

La vie a repris son cours normal dans notre famille du sud de l'Allemagne. Les jumeaux vont bien, nous confirme leur mère.

— Ils peuvent boire du lait. Au départ, on nous avait dit d'éviter tous les produits laitiers. Maintenant, ils mangent de tout et ne suivent aucun régime particulier.

Les aliments naturels ne posent aucun problème aux enfants hypersensibles aux vitamines de synthèse.

Pour les enfants, il est de plus en plus difficile de consommer des aliments naturels. À peine sont-ils nés qu'on leur propose des produits multivitaminés. D'abord le lait infantile dans les biberons, puis les purées dans les petits pots qui constituent la base de l'alimentation des bébés pendant la phase de diversification. Le fameux « petit pot » est le premier produit sain pour les bébés et il a le goût de raviolis en boîte ! Pauvre bébé.

La vraie purée de légumes est bien meilleure, on la prépare en deux temps trois mouvements et bébé est ravi !

Ingrédients : Trois ou quatre pommes de terre de taille moyenne, une carotte, la moitié d'un poivron ou la moitié d'un bulbe de fenouil. Un peu de viande à hacher.

Préparation : Épluchez les légumes, coupez-les en petits cubes et mettez-les dans une cocotte-minute avec un peu de viande ou un foie de volaille, ajoutez un peu d'eau et faites cuire le tout pendant dix minutes. Mixez ensuite les légumes avec un mixer plongeant. Vous pouvez remplir trois petits pots environ et les conserver deux ou trois jours au réfrigérateur.

Les aliments naturels sont ce qu'il y a de mieux pour les bébés, qu'ils présentent une anomalie génétique ou non.

Dans la famille avec les jumeaux, les médecins ont réalisé une série d'examens pour détecter une éventuelle anomalie génétique chez les parents.

— Les médecins nous ont fait passer des échographies. Ils pensaient que nous avions la même chose que nos enfants, dit la mère.

— Ils croyaient que nous aurions pu transmettre cette anomalie génétique à nos fils. Mais ce n'est pas le cas, poursuit le père.

— Ensuite, ils se sont intéressés à la famille proche.

— Mais ils n'ont rien trouvé. Nous n'avons pas non plus un excès de calcium dans les reins.

En conclusion, les liens entre l'alimentation et les gènes sont beaucoup plus complexes qu'il n'y paraît.

Les chercheurs sont en train de percer les derniers secrets. On a longtemps cru que les gènes décidaient de tout, comme autrefois le destin. On sait qu'ils influencent notre réaction aux différents aliments comme le gène CYP24A1 a déterminé la réaction des jumeaux à la vitamine D de synthèse.

Cependant, les scientifiques ont découvert que la nourriture peut aussi avoir une influence sur les gènes, qu'elle peut parfois désactiver des gènes, même les gènes de prédisposition (à une maladie). Peut-être qu'à l'avenir, chacun consommera la nourriture qui désactivera ses gènes de prédisposition. Le projet s'appelle « Nutrition individualisée », toutes les multinationales et les chercheurs en nutrition sont sur le coup.

Bientôt chacun pourra aller chercher sa nourriture personnelle dans des restaurants génétiques ou même à la cantine, il suffira d'introduire sa carte à puce contenant son génome dans un distributeur automatique pour obtenir les plats qui conviennent à son identité génétique.

Le génome ne nous informe pas uniquement sur les risques de maladie mais aussi sur notre espérance de vie, notre intelligence, notre propension à consommer de la drogue, etc. Espérons que personne ne nous piquera notre carte à la cantine ou ne publiera notre génome sur Internet. On peut déjà y commander des tests génétiques.

10

Un peu de salive

Alimentation personnalisée : les perspectives inquiétantes de la nutrigénétique

Les sœurs jumelles sont allongées comme deux astronautes sur des fauteuils de dentiste. Un casque en Plexiglas sur la tête. Des cathéters aux poignets. Des écrans d'ordinateur à l'arrière-plan. Des membres du personnel médical en blouse blanche passent furtivement, prennent des notes, font une prise de sang, prélèvent même un peu de graisse dans la région du ventre.

Leur ressemblance est frappante. Seule leur tenue vestimentaire permet de les différencier l'une de l'autre. Comme la plupart des participants à l'expérience, ce sont de vraies jumelles (monozygotes). Sabine est la plus « vieille », elle est installée près de la fenêtre qui donne sur le parc de l'Institut. Elle porte un tee-shirt à motifs, une veste en laine, un pantalon en toile clair et des baskets. Andrea, sa sœur, est vêtue d'un jean, d'un haut rose, d'un pull. Elle est chaussée de baskets.

Évidemment, quand elles étaient petites, elles portaient les mêmes vêtements.

— On n'avait pas le choix, dit Sabine. Ça me plaisait pas. Chez les autres, je trouvais ça plutôt mignon mais pas pour moi.

— Je n'aimais pas spécialement non plus, confirme Andrea.

Elles sont souvent du même avis, ce qui peut avoir des avantages.

— Quand je cherche un cadeau d'anniversaire pour ma sœur, je sais immédiatement quoi lui offrir et c'est pareil pour elle. Comme on a les mêmes goûts, on sait forcément ce qui va plaire à l'autre. Pas vrai Andrea ?

C'était la même chose à l'école. La même application, les mêmes notes, les mêmes intérêts.

— Biologie, chimie, géographie, dit Andrea.

— Et histoire, complète Sabine. On était toutes désignées pour participer à l'étude ! Ah oui, et on lit toutes les deux des polars. Des thrillers quoi !

— Simon Beckett, *La Mort à nu.*

— Je l'ai lu avant toi, précise Sabine.

— On se passe toujours les livres qu'on a aimés.

Autre chose ?

— On aime bien jardiner toutes les deux, poursuit Andrea.

— On a toutes les deux des chats, complète Sabine.

Elles vivent toutes les deux dans une maison avec jardin, toutes les deux à Potsdam. Elles sont mariées, elles ont deux enfants chacune, les plus jeunes ont vingt-sept et vingt-huit ans. Elles sont tombées enceintes en même temps de leurs aînés et ont accouché de garçons, âgés de trente et un ans aujourd'hui.

C'est leur mère qui leur a parlé de l'étude sur les jumeaux. Elle avait lu un article dans le journal, *Märkischen Allgemeinen*. Elle les a appelées en leur disant qu'elles étaient les candidates parfaites. C'est ainsi que les jumelles ont été sélectionnées pour prendre part à une mission historique.

Le professeur Andreas Pfeiffer qui dirige le service de nutrition clinique à l'Institut allemand de recherche nutritionnelle à Potsdam-Rehbrücke a lancé cette étude parce qu'il souhaitait évaluer l'importance des gènes dans la façon dont le corps métabolise la nourriture. Les études sur les jumeaux sont très appréciées car elles peuvent montrer comment les gènes influencent l'absorption de nourriture mais aussi comment la nourriture peut influencer les gènes. Il faut s'attendre à de grands bouleversements, à des découvertes révolutionnaires sur le rapport entre l'homme et la nourriture. C'est le grand projet qui occupe des scientifiques du monde entier, qu'ils travaillent dans des centres de recherches publics, des universités ou des laboratoires de grandes entreprises.

En effet, beaucoup de maladies sont influencées par les gènes, en particulier les maladies civilisationnelles comme le diabète, le cancer et l'obésité. D'un autre côté, les aliments peuvent aussi influencer les gènes, les activer ou les inhiber. Cette découverte récente est très prometteuse. Chacun pourrait bientôt manger les aliments qui correspondent à son profil génétique et ainsi désactiver les gènes dangereux. Les pires maladies, les fléaux de l'humanité, pourraient tout simplement être neutralisées par notre nourriture.

Le but à atteindre : une nutrition génétiquement optimale, une alimentation personnalisée. Tout le monde fait analyser son génome pour déterminer des penchants personnels mais aussi les risques de maladies. Et on peut imaginer que dans un avenir plus ou moins proche, on ira à la cantine avec une carte à puce. Au lieu de choisir entre le plat du jour numéro un et le plat du jour numéro deux, on aura un menu conçu sur mesure pour son profil génétique.

Des entreprises proposent déjà des tests génétiques rapides, avec un profil de risques précis. Et les géants de l'industrie agroalimentaire travaillent à l'élaboration d'une offre adéquate. Nestlé a naturellement une longueur d'avance sur tous ses concurrents dans le domaine.

Les optimistes comme le professeur Pfeiffer pensent que c'est effectivement possible.

— Je crois qu'on peut y arriver. Toute la question est de savoir si c'est véritablement ce qu'on veut.

En effet, toute médaille a son revers et les promesses des généticiens n'échappent pas à la règle.

Pourtant dans l'absolu, ça sonne plutôt bien : une alimentation personnalisée. Et si en plus, ça peut prévenir les maladies et allonger la durée de vie, que demander de plus ? Jusqu'à présent, les généticiens ont tenu l'humanité en haleine avec des annonces ronflantes. Ils ont brassé beaucoup de vent, maintenant la pression sur les médias entièrement acquis à leur cause, impressionnant les investisseurs aussi bien publics que privés. Les milliards investis dans la recherche n'ont pas vraiment fait progresser l'humanité. Les surprises, bonnes ou mauvaises, s'accumulent et laissent deviner une réalité beaucoup plus complexe qu'on ne le pensait.

Seule certitude : les gènes ne déterminent pas complètement notre destin. On dirait que les généticiens cherchent à produire, dans un effort commun, un nouveau savoir réellement fascinant. D'une importance capitale pour la compréhension du destin humain et en même temps complètement inutile. Voire nocif. En effet, il est désormais possible de mettre en évidence des susceptibilités à des maladies factorielles et la mise à disposition du public de ces tests génétiques soulève forcément des questions. Même si des risques sont identifiés, personne ne pourra les évaluer, les expliquer, influer sur eux : à quoi cela peut-il servir, sinon à nous rendre malheureux puisque nous serons incapables d'analyser et de gérer ces informations ?

Si des données personnelles sur les douzaines voire les centaines de maladies que nous risquons de développer sont désormais accessibles, tout comme nos réactions aux différents aliments et médicaments et des informations sur notre consommation de drogue, notre fertilité, notre état mental, actuel et futur, devons-nous nous en réjouir ? Certains ne trouvent pas ces perspectives très attrayantes. Pourtant, la machine est en route. Et rien ne pourra l'arrêter car ceux qui ont le sens des affaires pressentent déjà un marché juteux. Ils créent une dynamique qui s'entretient d'elle-même.

Comme à l'époque où tout a commencé, dans une ambiance de chasse au trésor… Bill Clinton, le Président de la nation la plus puissante du monde, avait même parlé de l'avènement d'une nouvelle ère dans un discours historique, prononcé le 26 juin 2000 à la Maison-Blanche. Il avait annoncé en grande pompe que la carte complète du génome humain avait été séquencée. « Nous apprenons aujourd'hui la langue dans laquelle Dieu a créé la vie. »

Le chercheur et biochimiste Craig Venter était de la partie. Il travaillait avec sa société au décodage du patrimoine génétique humain et avait même évoqué la « fin de l'ignorance ». Le décodage du génome promettait de modifier « l'image que l'humanité a d'elle-même ». Le biologiste moléculaire et prix Nobel américano-britannique Richard Roberts promettait alors des applications très pratiques. « Au bout du compte, on saura que tel gène peut provoquer un carcinome du nez. Et ensuite on pourra remplacer la mauvaise copie par une bonne. On interviendra sur le sperme. » Il a même annoncé des pronostics professionnels avec des dispositions intéressantes pour telle ou telle activité. « Il y a 95 % de probabilité que tu deviennes un mathématicien doué, 5 % que tu exerces le métier de menuisier, 50 % que tu embrasses une carrière de pianiste. »

La vie peut-être si simple. Dans les médias, les journalistes scientifiques étaient en admiration totale. Le *Frankfurter Allgemeine Zeitung* a même sacrifié ses pages culturelles pour l'occasion. Le texte se passait apparemment de tout commentaire.

GAGGAT TGGGAG AAATAG GAACAC TTCTAT
TACCAT GATTAC AAGGTT GAGTGT AAGACA
GGGCAC CACCCAT TTGGAG AACGAT GCGCAA
GTGGCA CTTTCT AAAGGG GGGTTA AAGTTG
CCGAG AAGGCA CGTAGC ATGTTT CCITC
GTGGGC TAAGTT ATATAT TATTGA CCTAAA
ATTTCA ATTACA TGATTC AGTTGC TGTCGA
AAGCG AAAGCT AATGCT ATGCTT AAGGCT
GTACAG GAGAGA GATTGAA CGCGAT TTTACT
ACTAAA TAGATA CAAAAC CTCTCT TGATTT
AGGGCA TTAGAG

Le tout s'étalait sur six pages. La dernière séquence du génome humain dans sa totalité. Avec le recul, on peut dire que le texte était au fond exactement ce qu'il paraissait : simple et incompréhensible.

Pour les historiens de la science, ces recherches autour du génome ont créé dans le domaine scientifique une bulle, comme les bulles immobilières et les bulles boursières. Il y a beaucoup d'argent en jeu, des acteurs euphoriques, des politiciens qui se laissent gagner par la fièvre, des journalistes tellement conquis qu'ils en oublient, dans leur aveuglement, toute distance critique. Sauf qu'une bulle finit toujours par éclater.

Vient alors le temps de la désillusion. Dix ans plus tard, les visionnaires d'alors ont dû revoir leurs ambitions à la baisse. Victimes de leurs promesses sans fondement, ils ont dû s'expliquer. Finies les grandes envolées, l'heure était à la modestie et à la contrition. Le grand biologiste et homme d'affaires Craig Venter, à la tête de la société américaine Celera Genomics, qui s'était lancé dans une course au séquençage avec le consortium public du Projet génome humain (PGH) a fini par admettre : « Nous ne savons rien. » L'impact médical du PGH serait pratiquement nul. « Nous ne comprenons pas le fonctionnement du génome », a-t-il avoué au *Spiegel*. « Nous avons séquencé le génome humain mais quand nous l'étudions, nous ne trouvons rien », reconnaît, de son côté, David Goldstein, le généticien superstar de l'université Duke en Caroline du Nord. Eric Green, directeur de l'Institut national de recherche sur le génome à Berthesda, ajoute : « La génomique n'apportera pas d'amélioration notable dans le traitement des pathologies avant de nombreuses années. » Le directeur du département Biotechnologie de la multinationale pharmaceutique Merck déplore : « Aucun médicament innovant n'est né du Projet génome. »

Cette affaire a aussi un nom. « *The case of the missing heritability* » : l'énigme de l'héritabilité manquante. Apparemment, les gènes ne sont pas là pour transmettre des caractéristiques de génération en génération comme on imaginait à l'origine le « Livre de la vie » (l'ADN). Il serait même possible de gommer certains passages du « Livre de la vie ». Les scientifiques n'en ont pas mesuré la complexité, ils ont fait l'erreur de le considérer comme « un manuel d'utilisation ». Un gène, une caractéristique. Le « gène du gros fumeur », le « gène du mauvais conducteur », le « gène Mathusalem ». Foutaises. Le *Spiegel* a conclu : « Les chasseurs de gènes poursuivaient des fantômes. »

Le monde était victime d'une « ivresse génique » générale, beaucoup avaient des hallucinations et des visions. Les plus euphoriques se voyaient déjà vaincre la faim dans le monde grâce à la génétique. Une vision qui a suscité beaucoup de réactions. Comment améliorer le monde depuis son laboratoire ? Le plus célèbre représentant de ces « rêveurs généticiens » est sans doute le biologiste Ingo Potrykus, ancien professeur à l'Institut fédéral de technologie de Zurich.

Avec l'aide d'un de ses collègues, Potrykus a développé un « riz doré » que Greenpeace a renommé « riz jaune ». Grâce à ce riz transgénique, Potrykus voulait sauver des millions de personnes de la malnutrition et de la cécité. Effectivement la situation est dramatique. 6 000 personnes meurent chaque jour dans le monde d'une carence en vitamine A et 250 000 enfants perdent la vue chaque année, il faut le souligner. Le biologiste bénéficiait de soutiens puissants : la Fondation Bill et Melinda Gates, un fonds qui pèse des milliards de dollars, soutenait son projet.

La Fondation Bill et Melinda Gates a créé à Ouagadougou, au Burkina Faso, un « Réseau africain d'expertise en biosécurité », qu'il a pourvu de 10 millions d'euros, une école de technique génétique dans laquelle des experts agricoles africains et des fonctionnaires apprennent à manipuler des plantes transgéniques grâce à des professeurs américains.

La fondation du milliardaire de Microsoft coopère aussi avec le leader des OGM, Monsanto qui, comme chacun sait, s'engage seulement pour le bien de l'humanité et sa santé. D'après Robb Fraley, ancien directeur de la technologie de Monsanto, l'entreprise serait la « championne de la nourriture saine ». Grâce à deux nouveaux gènes, les chercheurs de la multinationale auraient pu obtenir des graines de soja contenant 20 % d'acides gras oméga 3 en plus. D'autres contiendraient moins de gras trans. « Nous avons rendu l'huile de soja aussi saine que l'huile d'olive. »

Au Centre international du maïs et du blé à Mexico, on cherche, avec le soutien de Monsanto et de la Fondation Bill et Melinda Gates, de nouvelles sortes de maïs qui pourraient donner de meilleurs rendements en cas de sécheresse et de changement climatique, permettant ainsi de lutter contre la faim. Pourtant, même les plus fervents partisans des OGM commencent à douter des chances de leur projet.

— Nous maîtrisons la génétique pour mettre en place une méthode sûre et efficace mais à cause des restrictions et des controverses incessantes, toute initiative est vouée à l'échec, déplore Howarth Bouis, le directeur de Harvest Plus à Washington, également soutenu par la Fondation Bill et Melinda Gates.

C'est peut-être mieux ainsi car la génétique, qu'elle soit pour les pauvres ou non, a elle aussi ses inconvénients. Les critiques se demandent si le monde sera réellement plus juste et plus sain grâce à cette discipline scientifique.

Revenons à notre « riz doré ». Sous couvert de philanthropie, on essaierait de détourner notre attention des véritables causes de la faim dans le monde – la mauvaise répartition des denrées alimentaires – mettent en garde les critiques du projet. Greenpeace a calculé qu'une femme aurait dû manger neuf kilos par jour de la première version du riz miracle pour couvrir ses besoins quotidiens en vitamine A. Pour les versions ultérieures, c'était 23 fois plus. Le dosage est une question de chance quand les ingénieurs généticiens veulent jouer au Créateur.

Dans son premier prototype, Ingo Potrykus avait ajouté deux gènes de jonquille, qui ont été remplacés par un gène de maïs ainsi que des micro-organismes censés favoriser la production de bêtacarotène dans le grain, dont il tire sa couleur jaune. Notre organisme transforme le bêtacarotène en vitamine A. « Sans manipulation génétique, il est impossible d'intégrer le bêtacarotène, précurseur de la vitamine A à un grain de riz », explique Potrykus. La question est de savoir si c'est absolument nécessaire puisque cette provitamine A (le bêtacarotène) est présente dans de nombreux légumes : les carottes, les tomates, les épinards, les melons, la mâche, les courges, les poivrons, les kakis, les mangues, les goyaves. Et surtout dans l'huile de palme, très appréciée en Inde pour faire cuire les aliments. L'Indien carencé en vitamine A pourrait donc très bien se rendre dans le magasin du coin de la rue et acheter quelques légumes et de l'huile de palme pour éviter que ses enfants ne deviennent aveugles. Malheureusement, s'il ne le fait pas, c'est parce qu'il n'a pas d'argent.

— Il n'y a pas de solution miracle contre les carences en vitamine A, car les racines du problème résident dans la pauvreté, expliquait Bruno Heinzer alors membre de Greenpeace.

Reste à savoir si notre organisme est capable de dissoudre et d'utiliser cette provitamine dans son nouvel environnement, le riz. Potrykus a lui-même confirmé qu'on ignore jusqu'à aujourd'hui si le corps humain peut assimiler la provitamine A contenu dans le riz doré et la transformer en vitamine A normale.

Ça paraît déjà beaucoup moins philanthropique comme projet si on utilise les pauvres comme cobayes pour savoir comment le riz doré agit sur l'organisme d'autant que, comme l'a rappelé Dave Schubert de l'Institut Salk d'études biologiques (La Jolla, Californie), une trop forte dose de bêtacarotène peut provoquer des effets secondaires, surtout pendant la grossesse : il y a un risque de malformation chez l'enfant. C'était justement un argument de poids des entreprises spécialisées dans les OGM, la possibilité de rendre la nourriture plus saine. On dirait que c'est plutôt le contraire. Les manipulations effectuées pour produire des aliments plus sains peuvent avoir de graves effets secondaires, met en garde le chercheur américain Schubert. Ce ne sont pas uniquement les substances « saines » à trop forte dose qui posent problème, mais aussi les changements imprévisibles provoqués dans l'organisme par ces manipulations génétiques. Ainsi, les Indiens pauvres pourraient devenir des cobayes pour tester les effets de plantes génétiquement modifiées, comme les légumes de Monsanto. Les aubergines, appelées là-bas brinjal, sont une composante très importante du régime alimentaire des Indiens. Monsanto les a modifiées génétiquement pour repousser les parasites à l'aide de toxines de *Bacillus thuringiensis*. Petit problème : les aubergines Monsanto peuvent endommager le foie et provoquer des troubles de la reproduction. L'épidémiologiste Lou Gallagher conclut que la consommation de ces légumes peut nuire à la santé et qu'ils ne sont pas appropriés pour l'alimentation humaine. Pour Gilles-Éric Séralini, de l'université de Caen, il est clair que les aubergines transgéniques ne peuvent pas être aussi sûres que leur modèle traditionnel vieux de quatre mille ans. Il a aussi conclu que les tests effectués par Mahyco, filiale de Monsanto, n'étaient pas « scientifiquement acceptables ».

Il se passe toujours de drôles de choses avec les gènes manipulés. Des experts en génétique mettent en garde contre les maïs de Monsanto. Ils seraient dangereux. Des expériences pratiquées sur des animaux ont mis en évidence des altérations de certains organes, comme le foie et les reins, mais aussi des anomalies au niveau de l'hémogramme et du système immunitaire, une augmentation de la glycémie chez les femelles et un risque de stérilité. Arpad Pusztai, expert chargé par le gouvernement allemand, d'évaluer le maïs MON 863 de Monsanto, s'est prononcé contre une autorisation de mise sur le marché.

— On ne peut pas attribuer au hasard les lésions sur les organes internes des rats et les anomalies dans l'hémogramme des animaux. Quant au protocole suivi pour les essais et à l'interprétation des résultats, ils manquent de rigueur scientifique.

Pour l'expert, d'autres essais s'imposent. Monsanto, persuadé de l'innocuité de ses produits, se réfère à l'autorisation administrative et critique les expertises pratiquées.

À l'évidence, les manipulations génétiques peuvent influer sur la qualité des fruits et modifier leur effet sur l'organisme d'une façon qu'il est impossible de prévoir. Lors d'une expérience conduite par des scientifiques russes, 55 % des rats nourris avec du soja transgénique sont morts trois semaines après la naissance. Ils n'étaient que 9 % dans le groupe témoin. L'équipe du biologiste Alexey Surov aurait découvert que des hamsters nourris avec du soja génétiquement modifié sur plusieurs générations se reproduisaient moins que ceux nourris avec du soja conventionnel, que la mortalité des petits serait supérieure à celle enregistrée dans le groupe témoin et surtout, qu'à la troisième génération, certains hamsters auraient eu des poils dans la bouche.

Peut-être était-ce lié à une teneur plus faible en hormones. Des scientifiques américains ont découvert que les germes de soja Roundup Ready contenaient moins d'œstrogène (les plantes Roundup Ready tolèrent un herbicide non sélectif, ainsi si on traite un champ de plantes Roundup Ready avec du Roundup, la plante cultivée restera intacte et toutes les autres plantes présentes sur le champ seront tuées).

Le Britannique Bob Orskov, autrefois directeur de l'Institut Rowett à Aberdeen, a dit lors d'une audition : « Dans l'état actuel de nos connaissances, jamais je ne boirais de mon plein gré du lait de vaches nourries avec du maïs transgénique. Et c'est le scientifique qui vous parle. » Arpad Pusztai a déclaré de son côté : « En tant que scientifique qui travaille activement dans le domaine, je considère qu'il n'est pas juste de prendre les citoyens britanniques pour des cobayes. » Lui non plus ne voudrait pas consommer de pommes de terre génétiquement modifiées. Ses prises de position publiques ont fait basculer sa carrière. Chercheur à l'Institut Rowett d'Aberdeen, il a été démis de ses fonctions avant de devenir par la suite un héros de la lutte contre les OGM. Pour évaluer l'impact des OGM sur l'alimentation humaine, mission que lui avait confiée l'Institut qui l'avait alors promu directeur du programme de recherche, il avait inséré dans le génome des pommes de terre un gène insecticide, la lectine du perce-neige, qui produit une toxine contre les pucerons. Les études préliminaires avaient montré que les pommes de terre transgéniques repoussaient efficacement les pucerons. Par ailleurs, on savait que la lectine du perce-neige n'avait aucun effet sur les rats. Restait donc à évaluer l'impact éventuel des pommes de terre génétiquement modifiées sur les rats. Quatre groupes de rats ont été nourris avec ces pommes de terre, du sevrage jusqu'à leur cent dixième jour. En analysant leurs tissus, l'équipe de chercheurs a constaté que les rats des groupes expérimentaux présentaient des cerveaux, des foies et des testicules moins développés que ceux du groupe témoin. De plus, le système immunitaire digestif était en surchauffe, indiquant que les rats considéraient les pommes de terre comme des corps étrangers.

Des expériences antérieures avaient déjà mis en évidence des effets pour le moins étranges. Des chercheurs australiens ont montré qu'un gène de haricot inséré dans un petit pois produisait une substance allergène pourtant absente du haricot. D'autres scientifiques de l'université de Vérone et de l'Institut Max-Planck à Cologne se sont étonnés du résultat de leurs manipulations génétiques. Ils voulaient cultiver une aubergine sans pépins et ont inséré dans la plante un gène de la bactérie *Pseudomonas syringe*. L'expérience a réussi, l'aubergine a poussé et plutôt bien : elle était quatre fois plus grosse que ses congénères normales. Les chercheurs ne pouvaient pas vraiment expliquer la raison de sa taille surdimensionnée. À leur grande surprise (et satisfaction), ils ont constaté qu'une température de 17 degrés suffisait pour faire pousser cette aubergine géante. À l'évidence, le gène impliqué avait d'autres missions et d'autres effets insoupçonnés.

Depuis, les chercheurs en génétique ont poursuivi leurs travaux. Leurs expériences les ont conduits à mieux appréhender le fonctionnement des gènes. Ils savent désormais qu'il est possible d'influencer leur activité. Les gènes ne peuvent donc pas être apparentés à une forme de destin immuable. Même la couleur des yeux n'est pas forcément déterminée par le patrimoine génétique. Il est possible de manipuler le gène déterminant la couleur des yeux, du moins chez les mouches du vinaigre. Elles ont des yeux blancs. En exposant brièvement les œufs de la mouche à une température de 37 degrés (au lieu de 25 degrés), on obtient un résultat étonnant : les rejetons de la mouche naissent avec des yeux rouges. C'est ce qu'a découvert Renato Paro, biologiste à l'Institut fédéral de technologie de Zurich. Mieux : les rejetons des mouches aux yeux rouges ont aussi des yeux rouges. Même quand ils ne sont pas exposés à une influence environnementale. « C'est épigénétique », dit Paro.

L'épigénétique constitue un nouveau champ de recherche qui s'intéresse à l'influence des facteurs environnementaux sur les caractéristiques de notre organisme. Voilà qui ouvre la porte à de nouvelles visions. L'homme est libéré de la toute-puissance des gènes. Même si nous sommes porteurs de tel ou tel gène, nous ne sommes pas obligés de suivre son programme. L'homme acquiert de nouvelles libertés, il n'est plus l'esclave des gènes. Il lui suffit d'acheter un test génétique pour devenir maître de son destin. L'avenir est désormais entre ses mains et celles du médecin qu'il a choisi. Ça se sont les promesses des entreprises qui vendent ces tests.

L'exemple le plus parlant est sans doute celui des jumeaux monozygotes. Le cas d'Anabel et Gemma Molero de Barcelone entre autres. Elles ont grandi ensemble chez leurs parents. À l'âge de seize ans, l'une des jumelles est partie en Angleterre, l'autre au Mexique.

— J'achète des plats ou des aliments qui ne demandent pas beaucoup de préparation, explique Gemma Molero. Mon alimentation n'est pas des plus saines. Je mange de tout, sauf quelques aliments que je n'aime pas et des produits auxquels je suis allergique. Mais en général, je consomme beaucoup de pâtes et de viande. Pour Anabel, c'est différent.

— Je fais beaucoup de sport et j'essaie de manger sainement. Je consomme beaucoup de fruits et de légumes. Je pense que j'ai une alimentation équilibrée.

Le chercheur espagnol Manel Esteller a rendu les jumelles célèbres. Elles sont passées à la télévision. Il a examiné leurs gènes, c'étaient les mêmes qu'à la naissance. Pourtant, ils fonctionnaient différemment. Les jumelles ont des maladies différentes correspondant à leur mode de vie, explique Manel Esteller. La nourriture mais aussi beaucoup d'autres facteurs peuvent modifier l'expression d'un gène, l'activer ou au contraire l'éteindre. Les scientifiques parlent de méthylation. La méthylation de l'ADN est impliquée dans la régulation de l'expression des gènes.

Les gènes n'interviennent pas uniquement dans le développement de maladies, ils déterminent aussi notre réaction à la nourriture, régulent notre taux de cholestérol, la métabolisation de l'acide folique, l'absorption de sucre et de graisse. Les nouvelles découvertes pourraient expliquer pourquoi certaines personnes peuvent manger dix tartes à la crème sans prendre un gramme tandis que d'autres grossissent à la simple vue d'une pâtisserie. À vrai dire, tout le monde le sait depuis belle lurette, à part peut-être les nutritionnistes qui conseillaient la même chose à tout le monde. Manger des produits allégés en matières grasses, par exemple. Désormais, ils sont contraints de revoir leur copie.

— Nous avons tendance à être trop simplistes en matière de conseils nutritionnels. En général, nous conseillons la même chose à tout le monde, confirme le professeur Pfeiffer, directeur du projet sur les jumeaux à Potsdam.

Les nutritionnistes veulent désormais individualiser leurs conseils. Il se pourrait bien que le dogme de l'alimentation allégée en matières grasses ne concerne plus que quelques-uns, les autres auraient même le droit de manger de la crème. Qu'ils ne se réjouissent pas trop tôt. Il faut d'abord analyser leurs gènes et les effets de la nourriture sur eux, en particulier les matières grasses. Et il y a beaucoup de gènes, au moins 24 000, aux dernières nouvelles.

Les jumelles de Potsdam font partie du projet, elles sont pour ainsi dire sur le chemin de la nutrition personnalisée. Nos jumelles sont toujours sur leurs fauteuils de dentiste. Un assortiment de petits tubes, pour les prises de sang, est disposé à côté d'elles sur une tablette. Le casque en Plexiglas sert à mesurer la quantité de calories qu'elles brûlent au repos, quand elles ne font absolument rien.

Elles passent une bonne partie de la journée au centre : de sept heures et demie à seize heures. Elles ne mangent rien de la journée. Elles ont juste droit à une boisson énergisante, goût cacao, et uniquement pour transporter un marqueur dans le sang. Ensuite, on procède à une nouvelle prise de sang. Les jumelles ont dû suivre un programme précis pendant des semaines. Durant une semaine, elles devaient consommer pratiquement exclusivement des matières grasses, puis la semaine suivante surtout des glucides. La dernière semaine avant l'expérience proprement dite, elles devaient aller chercher leurs repas à l'Institut.

— Des plats cuisinés, soit des lasagnes, soit du gratin épinards-pommes de terre, explique Andrea.

— Il y avait aussi des yaourts à la crème, des gâteaux à la crème ou des crudités, complète Sabine. Ou des pommes ou des poires.

— On venait chercher ça ici. Il y avait toujours une petite

portion de Nutella et une portion de beurre. Comme à l'hôtel, poursuit Andrea.

— On pouvait choisir entre le saucisson et le pâté de foie, ajoute Sabine.

— J'ai pris du saucisson toute la semaine, précise Andrea.

Ensuite, on mesure la réaction sur les 24 000 gènes avec des prises de sang. Justement voilà l'aide soignante, Dominique Zschau, elle apporte 53 Monovettes, de petits tubes en verre avec des autocollants.

Le sang est prélevé 46 fois par jour, d'où les cathéters au poignet. Et à chaque instant, on mesure la réaction à la nourriture. Pfeiffer veut le savoir précisément.

— Quel est l'impact des gènes sur l'assimilation de la nourriture dans le corps ? Que se passe-t-il avec les gènes quand je mange une tartine de pain au beurre ? Comment évolue mon cholestérol ? Comment les gènes régulent-ils l'apport de sucre, de gras, de protéines, de fibres ? Qu'est-ce qui relève de la génétique, qu'est-ce qui relève de l'épigénétique ? Nous ignorons si ce que nous mangeons a un impact réellement important sur le risque de développer une maladie. Puis-je choisir une alimentation qui réglera vraiment mes problèmes de poids ?

Soixante variations de gènes influeraient sur notre poids. Les chercheurs espèrent désormais identifier différents génotypes, des types de réactions caractéristiques à certains aliments. Ainsi, les nutritionnistes pourront conseiller des plats différents. La nutrition personnalisée permettrait à chacun de consommer ce qui correspond à son génotype. Et prévenir ainsi les maladies qu'il risque le plus de contracter. L'homme doit prendre le contrôle de ses gènes. Ça sonne bien, mais la vie ne sera pas plus simple pour autant. Cette possibilité s'accompagne en effet d'une responsabilité accrue du consommateur, expliquent les nutritionnistes qui imaginent déjà de nouveaux scénarios.

Hannelore Daniel, professeure à l'Université technique de Munich, spécialisée dans la nutrition personnalisée a déjà expliqué à quoi pourrait ressembler l'alimentation de demain dans la revue spécialisée *Fit for Fun*. Les produits différenciés seraient très tendance ! Des aliments spécialement conçus pour les femmes enceintes ou les jeunes adultes ou encore les séniors.

— Un ordinateur surveille notre état de santé et détecte d'éventuelles carences. Des nutritionnistes fournissent aux personnes des aliments ou des compléments alimentaires spécialement conçus pour leurs besoins.

BASF, le géant de la chimie, travaille déjà sur le *hardware* de la nutrition personnalisée avec une entreprise néozélandaise. Distributeur automatique de la nouvelle génération : il propose des milk-shakes frais préparés en fonction du profil du consommateur. Il suffit au consommateur de remplir un questionnaire. Bon, le coup du questionnaire, ça fait un peu ancien monde ! La vraie modernité est peut-être incarnée par la firme californienne 23andMe, l'entreprise d'Anne Wojcicki, l'ex-femme du cofondateur de Google, Sergueï Brin. Elle la dirige avec deux autres femmes. L'entreprise est basée à Mountain View et emploie quarante-cinq collaborateurs. Elle propose des kits d'analyse d'ADN pour déterminer les risques de maladies et tout se passe sur Internet. D'une simplicité déconcertante.

C'est très prometteur : « Jouez un rôle plus actif dans la gestion de votre santé. Connaître l'influence de vos gènes sur votre santé vous permettra de mieux planifier votre avenir et d'adopter des méthodes de prévention appropriées en accord avec votre médecin. Commandez maintenant. »

Il existe différents tarifs, différents volumes de livraison. « Découvrez les secrets de votre ADN. Il suffit d'un peu de salive. » Le fonctionnement du site n'est pas loin de rappeler celui d'Amazon. Sélectionnez, ajoutez au panier, et c'est parti. « Nous vous envoyons le kit 23andMe et vous recevrez vos résultats six à huit semaines après l'arrivée des échantillons au laboratoire. »

Simple comme bonjour. Du moins au début. Il suffit de cracher dans une éprouvette en plastique. Ça se corse à l'arrivée des résultats. Une fois l'échantillon de salive analysé, on reçoit une longue liste avec des données et des chiffres. Le premier onglet est consacré aux risques génétiques, aux prédispositions à certaines maladies : Alzheimer, Parkinson, divers types de cancers, cancer du poumon, cancer du sein, cancer de la thyroïde, cancer de l'estomac, cancer de l'œsophage, stérilité potentielle, maladies de la peau comme le psoriasis, diabète, maladies de l'intestin, colite ulcéreuse. Mais aussi des prédispositions familiales pour des maladies très rares, comme la mucoviscidose ou la maladie de Niemann Pick de type A. Et 113 autres maladies. Bonne chance pour la prévention ! Ça, c'était pour la première version des tests. En 2013, la société 23andMe a été contrainte par l'agence américaine des médicaments d'arrêter la commercialisation de kits d'analyse d'ADN.

Deux ans plus tard, en 2015, elle a obtenu le feu vert pour vendre de nouveaux tests au public. La partie « risques génétiques » est beaucoup plus réduite. Certaines maladies ont disparu de la liste. Une autre partie « mutations héritées » indique si on est porteur de mutations liées à des maladies graves comme la mucoviscidose. Précisons qu'il est impossible de commander un tel test depuis la France.

Que faire avec ça ? C'est la question. Et certains se demandent déjà ce que d'autres feront avec ça. L'entreprise de la femme du cofondateur de Google assure naturellement que tout est strictement personnel et codé. Non mais allô ! L'ex du cofondateur de Google ! Ça devrait faire tilt ! Elle aurait d'ailleurs dit : « Nous voulons égaler Google dans notre domaine. »

On imagine déjà toute une série de scénarios sur les réseaux sociaux ; ce qui pourrait se passer avec ces analyses génétiques très personnelles. Certains ont élaboré des scénarios inquiétants : « Dans un avenir lointain, on pourrait voir apparaître une sorte de réseau social réel. Oubliés les sites comme geni.com, 23andMe et Google vont tout automatiser et réaliser cet arbre généalogique pour vous, une fois qu'ils auront recueilli suffisamment de données. 23andMe ne sera plus alors un simple prestataire de services, la société utilisera aussi les données des "utilisateurs" et les exploitera. Je ne pense pas que Google se soit contenté d'un investissement financier. L'entreprise a une vision stratégique à long terme. Comptez-vous faire analyser votre ADN ? Si non : le feriez-vous si cet examen était gratuit ou si vous étiez payé pour le faire ? »

Vous pensez qu'il s'agit là de théories du complot ? La réalité a très vite rejoint la fiction. *L'Usine nouvelle* annonce dans un article publié en août 2018 que la société 23andMe a vendu l'intégralité des données génétiques de ses clients au laboratoire pharmaceutique GlaxoSmithKline pour 300 millions de dollars. Elle n'en serait pas à son coup d'essai puisqu'en 2016, elle avait vendu 650 000 profils génétiques à Pfizer. Face à la polémique qui enflait, l'entreprise a précisé n'utiliser les données que de clients ayant donné leur autorisation. Le laboratoire GSK compte de son côté utiliser ces données pour mettre au point de nouveaux traitements.

Quoi qu'il en soit, ces tests génétiques proposés à tort et à travers sont de la vraie dynamite. Pour la personne qui a fait la démarche, pour les familles, pour la société, estime le professeur Wolfram Henn de l'Institut pour l'immunologie et la génétique de Kaiserslautern. Il est professeur de génétique humaine et d'éthique dans la médecine à l'université de la Sarre et membre de la Commission centrale d'éthique du Conseil fédéral de l'ordre des médecins. Dans son service de consultation génétique, il reçoit des patients qui veulent savoir s'ils risquent de contracter la maladie de Huntington ou de développer un cancer du sein. Ce sont les victimes du « Savoir génétique » qui viennent le voir.

Quand ils découvrent la liste de toutes les maladies qu'ils pourraient contracter avec les pourcentages de probabilité, les patients sont encore plus désemparés qu'avant.

— Que nous apporte un tel diagnostic ? On ne peut pas empêcher la maladie et on gâche ainsi le reste de son existence.

Il pense que la « probabilité d'être fortement perturbé » par les résultats « n'est pas loin d'atteindre les 100 % ».

Le professeur Paul Kirchhof imagine déjà toutes les personnes ou entreprises qui pourraient être intéressées par ces données, des perspectives déprimantes pour ceux qui ont fait la démarche.

— Si ces données étaient transmises à des employeurs, à des assureurs, à de futurs beaux-parents, la personne serait alors complètement impuissante.

Le professeur Francis Collins, directeur du Projet génome humain, entrevoit lui aussi des problèmes comme il l'a confié au *Frankfurter Allgemeine Zeitung* en marge d'un sommet des plus grandes puissances économiques à Davos.

« FAZ : Comme on l'a entendu à Davos, les tests génétiques sont effectués en dehors de tout cadre rigoureusement scientifique et de tout accompagnement. Un homme a par exemple raconté qu'un de ses parents proches s'est donné la mort parce qu'on avait découvert qu'il était porteur du gène de la maladie de Huntington.

Francis Collins : Quand on est porteur d'une telle mutation, c'est vraiment horrible, car dans ce cas particulier, il est sûr qu'on contractera la maladie. Dès l'âge de 25 ans ou beaucoup plus tard, à 60 ans. Mais on ne peut pas y échapper. La plupart des autres variations génétiques n'ont qu'une influence minime sur le risque de contracter une maladie. Personne ne devrait effectuer les tests sans être assisté par un personnel compétent.

FAZ : Qui devrait assurer cette mission de conseil pour les cas les moins graves, les médecins ?

Francis Collins : Avec le nombre croissant de personnes qui effectuent ces tests génétiques, nous ne disposons pas de suffisamment de conseillers compétents. À l'avenir, les médecins ou d'autres acteurs du secteur médical devront jouer ce rôle. En effet, toute personne apprenant qu'elle est exposée à un risque légèrement supérieur à la normale de développer Alzheimer ou Parkinson peut sombrer dans le désespoir. »

Reste à savoir ce que les conseillers doivent conseiller. En effet, ces données recueillies ne nous donnent aucune possibilité d'agir. Ces données ont été produites à l'aide d'ordinateurs, de machines et ne laissent aucune chance aux personnes concernées de tirer des conséquences.

Pour la première fois dans l'histoire de l'humanité, l'ignorance en matière de médecine serait préférable à la connaissance. Les scientifiques ont accumulé tellement de savoir qu'ils ne savent plus eux-mêmes ce qu'ils doivent en faire. C'est un savoir qui ne sert à rien et qui est préjudiciable.

Heureusement que nos jumelles de Potsdam n'ont pas eu à se préoccuper des 113 maladies recensées dans les premiers tests génétiques proposés par 23andMe. Le professeur Pfeiffer qui conduit l'étude n'a pas l'intention de collecter ce genre de données. Il veut mettre en évidence des liens fondamentaux. Les jumelles ne savent rien des maladies qu'elles risquent de contracter mais « elles apprennent précisément comment elles réagissent à la nourriture puisqu'elles sont testées. Elles savent par exemple si leur taux de cholestérol augmente, comment elles métabolisent les glucides ». Elles ont de la chance. Sinon, elles devraient se débattre avec des probabilités et s'inquiéter des nombreuses maladies qui les menacent. De quoi gâcher leur bonne humeur ! Les semaines consacrées à cette étude ont été suffisamment éprouvantes !

— J'avais une balance sur la table, explique Andrea.

— Sans balance, ça n'aurait pas été possible. J'en ai acheté une exprès, ajoute Sabine.

Ont-elles senti une différence en fonction des différents régimes alimentaires ? Les aliments consommés ont-ils eu une influence sur leur humeur, leur sensation de bien-être ?

— Aucune idée, je n'ai rien remarqué, répond Sabine. De toute façon, on n'est rarement de mauvaise humeur.

— Notre humeur ? Elle a pas changé, confirme Andrea. Sauf quand t'avais faim en allant te coucher. Là t'étais quand même un peu mal lunée.

— Ça, c'était quand on était invitées. Je ne mangeais que du flan. Les autres s'enfilaient des saucisses avec de la salade de pommes de terre et moi, je devais manger des tartines et de la salade.

Bien sûr que les contraintes de l'étude ont parfois altéré leur humeur. Elles étaient particulièrement heureuses quand elles pouvaient manger leurs aliments préférés. Pendant la semaine « glucides » par exemple. C'est la semaine qu'elles ont le plus appréciée.

— Parce qu'en temps normal, nous faisons attention à notre alimentation, précise Sabine.

— C'est pour ça que j'ai apprécié de manger du pain complet. Pendant la semaine « matières grasses », nous n'avons pas pu en consommer, développe Andrea.

— Moi aussi, je mange toujours du pain complet. Même les petits pains, je les prends complets. Je consomme aussi des pâtes, des pommes de terre, du riz.

Pfeiffer n'est pas vraiment enthousiasmé par la nutrition personnalisée. Il ne croit pas à l'histoire de la carte à puce à la cantine avec un plat du jour en fonction du génotype (probabilité de contracter Alzheimer 2 %).

— Ça n'arrivera jamais. Il n'y aura pas de régime alimentaire à la carte. On pourra cependant définir des groupes. Reste à savoir si on souhaite vraiment tout connaître de ses gènes. Les gènes qui concernent les maladies ou le degré d'intelligence. Est-ce qu'on veut vraiment le savoir ? Est-ce que nos enfants veulent vraiment le savoir ?

Peut-être les consommateurs n'auront-ils pas le choix au bout du compte. Les adeptes de la nutrition personnalisée pensent que les consommateurs s'adapteront à la nouvelle donne et que bientôt ils ne considéreront plus leur profil génétique comme un élément relevant de la sphère privée mais comme un thème normal à partager sur les réseaux sociaux.

Karin Nielsen, directrice de Bio2com, une société danoise de conseil en alimentation fonctionnelle, pense que les futures générations « n'auront aucun problème à publier leur profil ADN sur leur compte Facebook. Dans vingt ou quarante ans, il y aura d'autres normes pour définir l'intégrité personnelle ».

À savoir si les gens y viendront d'eux-mêmes ou si on les y aura légèrement contraints... C'est ce que pense le nutritionniste américain d'origine indienne, cofondateur de Fortitech, une société spécialisée dans les produits de nutrition infantile et de compléments diététiques.

— Le défi sera de traduire les avancées de la recherche en modèle commercial, que les consommateurs comprendront, approuveront et adopteront avec enthousiasme. Pour réussir, il faudra éduquer les consommateurs et c'est ce que nous sommes en train de faire.

Et en effet, il a déjà commencé en lançant un projet de grande envergure Fortitech World Initiative for Nutrition (Win), une campagne pour promouvoir les aliments enrichis en vitamines et autres additifs artificiels dans les pays les plus pauvres.

— Le modèle commercial est en plein développement, dit Hilary Green de Nestlé, mais les consommateurs sont prêts à adopter la nutrition personnalisée.

Même si nous finissons par accepter que les profils génétiques circulent sur Internet, la nutrigénétique paraît malgré tout plutôt compliquée à mettre en œuvre.

Le pape de la médecine anti-âge, Johannes Huber, a déjà prodigué des conseils nutritionnels pour les différents types de gènes, pour les différents types de SNP (on prononce « snips »). Il s'agit de la forme la plus connue de variation de séquence : le polymorphisme touchant un seul nucléotide.

Par exemple, pour le « SNP dans CYP-1A1-Gen plus CYP-1B1-Wildtyp ». « Avec cette constellation, vous présentez un risque accru de faible densité osseuse avec pour conséquence possible, une ostéoporose. Il est particulièrement important de la prévenir en adoptant une alimentation adaptée. Pour vous, il est important de consommer de la vitamine D, du calcium et du bore. » Mais voilà que votre cœur pourrait aussi lâcher. « Cette constellation augmente aussi le risque de maladie cardiovasculaire. » Il est donc conseillé de consommer du saumon, des œufs, du parmesan, du lait entier, des fruits comme la pomme, des noisettes et des légumes du potager.

Il existe naturellement une multitude de variations génétiques. Il y aurait au moins 500 000 SNP, certains parlent même de millions. Ça pourrait donner un livre de cuisine en plusieurs volumes. De plus, les gènes ne sont pas uniquement activés ou éteints par la nourriture mais aussi par d'autres facteurs extérieurs, le destin, l'amour. Les bébés qui ont été câlinés par leur maman sont, une fois adultes, mieux armés contre le stress. Au moment des repas, l'ambiance à table doit être agréable. Sinon, notre mauvaise humeur pourrait activer tous les gènes de l'infarctus, qu'on venait d'éteindre avec du bore et des noisettes.

Rien de tel pour garantir une bonne ambiance à table qu'un bon petit plat. Un plat issu d'une culture culinaire qui ne se soucie ni de gènes ni de santé mais bien de plaisir et qui a imaginé des associations d'aliments qui ont fait leurs preuves : par exemple le riz, le bouillon de poule et le parmesan. On appelle ça un risotto.

Avant de vous lancer dans la préparation de ce plat, sachez qu'il vous faudra remuer, et remuer encore pendant une demi-heure.

Ingrédients : Une ou deux tasses de riz pour risotto, un petit oignon, une cuillère à café de thym (sans tige), un bouillon de poule, un peu de vin blanc, une cuillère à soupe de beurre et deux cuillères à soupe de parmesan.

Préparation : Faites blondir le riz et l'oignon dans un peu d'huile d'olive, ajoutez le thym, et recouvrez de bouillon de poule. Remuez. Dès que les grains de riz ont absorbé le bouillon, ajoutez une cuillère à soupe. Recommencez l'opération, à feu moyen, pendant une demi-heure environ, jusqu'à ce que les grains de riz soient un peu tendres. Ajoutez un filet de vin blanc. Faites réduire à nouveau. Ajoutez pour finir un peu de beurre et le parmesan. Retirez du feu. Attendez dix minutes puis remuez une dernière fois.

C'est divinement bon et c'est un premier pas vers une alternative à la nourriture industrielle considérée par certains comme une impasse. Après tout, la nutrition personnalisée existe depuis très longtemps, des milliers d'années, au moins depuis le Paléolithique. Les maladies civilisationnelles n'existent, elles, que depuis le développement de l'alimentation industrielle.

Beaucoup d'entre nous ne sont pas vraiment séduits par les visions high-tech. Ils cherchent à promouvoir un autre régime alimentaire, un contre-modèle à la nourriture industrielle avec ses additifs chimiques. Le régime alimentaire de nos ancêtres serait adapté à nos gènes et respectueux de nos besoins : alors, pourquoi ne pas manger comme Ötzi, homme des glaces du Néolithique qui n'a pas succombé à une mauvaise alimentation mais a été victime d'un meurtre ?

11

Le grand tournant

Le régime alimentaire du Paléolithique pour sortir de l'impasse de l'industrialisation ?

Elle souffle avec précaution. Elle souffle tout doucement sur la braise. Elle a obtenu les premières étincelles en frottant deux pierres.

— De la pyrite et du silex, explique-t-elle au public.

Les brins de roseaux très fins rougeoient faiblement. La jeune fille ajoute de l'amadou pour que le feu prenne correctement.

— C'est la chair spongieuse d'un champignon qui pousse sur les arbres, commente-t-elle.

Quelques instants plus tard, une autre jeune fille prend le relais. Isabell et Linda sont lycéennes. Elles sont en classe de terminale au lycée d'Überlingen. Vêtues d'un polo bordeaux, elles jouent les animatrices au village paléolithique d'Unteruhldingen sur les rives du lac de Constance.

À côté, l'archéologue, Peter Walter, vêtu du même polo que les deux jeunes filles, a déjà empilé le bois près du foyer protégé dans une petite prairie séparée des rives du lac par un bosquet. Il rassure le public : certains jours, l'humidité de l'air est trop élevée, il est alors difficile de faire un feu. L'archéologue a apporté un brûleur à gaz qu'il utilise en toute décontraction pour attiser son feu.

Les visiteurs sont de plus en plus nombreux à le regarder. Le soleil brille, c'est le début des vacances et les constructions sur pilotis au bord du lac, reliées entre elles par des passerelles, attirent beaucoup de touristes : c'est une reconstitution fidèle d'un village du Paléolithique.

Aujourd'hui on prépare un menu correspondant au régime alimentaire de l'époque. Les ingrédients, déjà prêts, sont disposés sur une planche à côté du foyer : orge perlé, carottes, lentilles, pois, lard, ainsi que des graines qu'il faut moudre sur trois grosses dalles en pierre, des meules à grains.

— On peut essayer ? demande poliment, Paul, dix ans, originaire de Radolfzell.

Il s'accroupit sur la meule en pierre, prend un gros caillou et entreprend de concasser les grains.

— Se nourrir, c'était la préoccupation principale des hommes du Paléolithique, explique le directeur du musée, Günter Schöbel. Tout tourne autour de la nourriture, chez les hommes du Paléolithique. La nourriture est au centre. Les céréales sont une composante importante du régime alimentaire et en particulier la bouillie de céréales. La préparation d'une bouillie est très rapide. Concassez les céréales, ajoutez de l'eau, mélangez, terminé !

Schöbel a commencé sa carrière en tant qu'archéologue plongeur. Pendant dix ans, il a plongé dans le lac de Constance pour chercher ce que les hommes du Paléolithique auraient pu faire tomber de la table et qui s'est conservé pendant des millénaires jusqu'à ce que le chercheur en tenue de plongée passe par là.

— On trouve souvent des restes de nourriture dans des pots qui sont tombés dans la vase et qui sont restés là des milliers d'années. On trouve aussi des coprolithes, des excréments humains conservés. Quand ils tombent dans l'eau, ils peuvent être conservés pendant des millénaires.

Ainsi, on connaît relativement bien le régime alimentaire du Paléolithique, que certains voudraient à nouveau ériger comme modèle. Après tout, l'être humain est resté le même dans les grandes lignes.

— L'homme n'a pas fondamentalement changé, explique Schöbel. Si je compare le crâne d'un homme d'aujourd'hui avec celui d'un homme du Paléolithique, je constate qu'ils sont pareils.

Le village paléolithique est une attraction qui attire des centaines de milliers de visiteurs chaque année. Des enfants souffrant de cirrhose graisseuse sont même envoyés ici par leur médecin pour apprendre ce qui fait du bien à leur corps. Le régime alimentaire du Paléolithique, nouvelle thérapie pour soigner les enfants victimes de la nourriture industrielle et de mauvaises habitudes alimentaires liées à notre mode de vie ? Ça peut paraître étrange de rechercher ici les racines du problème nutritionnel de nos enfants en surpoids. Pourtant, certains chercheurs comme Nicolai Worm, expert en nutrition, auteur de l'ouvrage *Ein Mammut auf den Teller* (« Un mammouth dans l'assiette ») plaident pour ce régime alimentaire du Paléolithique, tout simplement parce que cette alimentation correspond aux besoins de l'espèce humaine. Après tout, les gènes des êtres humains n'ont pas subi de transformation majeure depuis des milliers d'années.

Les hommes du Paléolithique ont pour ainsi dire expérimenté ce qui est bon pour le corps humain. Ils ont cherché dans les forêts et les prés ce qui correspondait au mieux à leur organisme. Ils ont chassé et domestiqué les animaux dont la chair était particulièrement savoureuse et digeste. Ils ont cultivé les plantes qui les nourrissaient le mieux. Le Paléolithique était en quelque sorte le laboratoire de la nutrition du genre humain, dans lequel, parmi toutes les possibilités qui s'offraient à lui, l'homme a retenu les meilleures pour le développement de l'homo sapiens. Preuve en est la survie et le perfectionnement du genre humain.

Depuis quelque temps, pourtant, le genre humain est sous pression. Une multitude de maladies se développent. Des maladies dites civilisationnelles. Infarctus, diabète, cancer. Certains experts estiment que le régime alimentaire occidental serait responsable de leur multiplication. Les fast-foods et les produits industriels vendus dans les supermarchés.

Avec le développement de la nourriture industrielle, des éléments nouveaux ont été intégrés à la chaîne alimentaire. L'organisme a été confronté à de nouvelles compositions et à de nouvelles substances.

Ces aliments sont spécialement conçus pour les besoins de la production industrielle et de la commercialisation. L'impératif suprême : la durée de conservation. Les recettes, la composition des différents aliments sont entièrement soumises à cet objectif lequel est impossible à atteindre avec des produits naturels. Les produits frais, les fruits délicats de la nature n'ont aucune chance dans ce monde. C'est tout juste si une framboise bien tendre survit au trajet du jardin à la cuisine.

La nature est l'ennemi naturel de l'industrie alimentaire globale. Elle doit être combattue, maîtrisée, transformée. Tout ce qui se conserve mal n'a aucune chance dans ce monde parallèle – peu importe son intérêt pour la santé. Ce sont les lois de cette culture du supermarché et de la production industrielle qui menacent la santé parce qu'elles s'attaquent à la nature.

Toutefois, les principaux artisans du régime alimentaire occidental ont senti le vent tourner. Les multinationales de l'agroalimentaire se présentent désormais en experts pour résoudre un problème qu'ils ont eux-mêmes créé. Désormais, ils vont réparer les dommages, soigner les gens à l'aide de nouveaux additifs bientôt adaptés aux différents profils génétiques. Et guérir les consommateurs des maladies que le régime alimentaire occidental a engendrées.

Pourtant, les entreprises ne peuvent pas se libérer des contraintes matérielles du système industriel, du diktat de la durée de conservation. La nourriture qu'ils proposeront ne pourra être saine que dans la mesure où elle respecte les lois du système industriel. Il ne s'agit là que des contraintes qui réduisent la valeur nutritionnelle des aliments issus de la production industrielle, et qui dominent aussi la production des aliments fonctionnels issus des laboratoires de recherche.

Le régime alimentaire du Paléolithique s'appuie, lui, sur des aliments naturels, les fruits de la nature. D'après les archéologues, les denrées alimentaires disponibles à l'époque correspondent pratiquement à celles d'aujourd'hui. L'offre de la nature n'a pratiquement pas changé depuis des millénaires. Seuls les géants de l'industrie agroalimentaire ont changé fondamentalement la nourriture, de sorte qu'elle est devenue un problème pour l'être humain.

Ils ont créé un monde parallèle de la nourriture qui n'a plus rien à voir avec le monde des aliments naturels. Dans le monde parallèle, on obéit à d'autres lois, on poursuit d'autres objectifs, les aliments n'ont plus la même composition ni les mêmes propriétés.

Dans la nature, il y a des brocolis, des carottes, des mangues, des pêches, des poules. Dans le monde parallèle de la nourriture industrielle, on trouve des bouillons de poule « pour toutes les recettes de volailles » de Knorr, de la purée de pommes de terre de Maggi, des petits pots pour bébés de Hipp. Différence de taille : une vraie pêche se conserve deux ou trois jours, une pêche dans une compote de petits pots, près de deux ans.

C'est ce qui compte avant tout. Dans le jargon du monde parallèle, on parle de *shelf life*, la durée de vie des produits dans les rayons. Tout est subordonné à cet objectif ultime. Les matières premières doivent survivre au transport du champ à l'usine, elles doivent résister à la torture des machines sur les sites de production, puis survivre au transport jusqu'au supermarché où elles séjourneront longtemps dans les rayons, des mois ou des années. C'est un monde à part, le monde de la *Big Food*. Dans le monde des vrais aliments, des fruits différents poussent dans des régions différentes. Il y a des saisons, il y a le rythme de la nature. Le monde de Nestlé et de Coca-Cola, de McDonald's et d'Unilever est un monde à part qui obéit à ses propres lois s'émancipant des lois de la nature. Il y a de tout, partout, et à toutes les périodes de l'année. Il n'y a pas de pénurie mais plutôt une surabondance. Il n'y a pas de pourriture non plus, tout se conserve pendant une éternité.

Pour atteindre cet objectif, il faut créer des aliments très spéciaux, avec une composition particulière. On ajoute de nouveaux ingrédients, des additifs high-tech parfaitement adaptés aux besoins des usines et des supermarchés. En outre, il faut éliminer tous les composants qui pourraient compromettre la *shelf life*, la durée de conservation.

Une combinaison funeste. En effet, la plupart des additifs et nouveaux ingrédients ne sont pas bons pour la santé. Ceux qu'on a enlevés, l'étaient en revanche. C'est dommage bien sûr mais malheureusement inévitable. La nourriture moderne vendue dans les supermarchés n'a pas été développée pour les besoins des humains, comme autrefois au Paléolithique, mais en premier lieu pour ceux du système industriel. Les fabricants doivent dans ce système mener un combat permanent contre la nature, qui limite la durée de conservation d'un aliment. Et c'est justement cette lutte qui se retourne ensuite contre l'organisme humain. En effet, ce sont précisément les ingrédients qui allongent la durée de vie d'un produit qui sont nocifs pour le corps : les colorants par exemple, qui rendent un produit plus alléchant et veillent à ce qu'il reste présentable plus longtemps ; les arômes et les exhausteurs de goût qui le rendent plus « savoureux » ; les conservateurs qui éloignent les germes et empêchent le développement de bactéries ; les émulsifiants et les stabilisateurs qui doivent maintenir la forme et la texture du produit ; le sucre enfin, dont le goût est agréable et qui allonge la durée de vie d'un produit. Pareil pour le sel. Les aliments ainsi pourvus ne se conservent pas uniquement plus longtemps dans les linéaires. On peut aussi les vendre dans les coins les plus reculés du monde, où on s'attendrait plutôt à trouver un régime alimentaire du Paléolithique.

Dans les mers du Sud par exemple, un endroit que beaucoup considèrent encore comme le paradis sur terre. Le petit royaume des Tonga, un archipel de 169 îles et 100 000 habitants à 4 000 kilomètres de l'Australie, a lui aussi été envahi par les produits transformés de l'industrie agroalimentaire. Un secteur qui conquiert de plus en plus de parts de marché. Même dans la petite échoppe du couple Kapussi, idéalement située juste à côté de l'arrêt de bus, sur la promenade de la capitale, Nuku'alofa, les plats cuisinés côtoient les noix de coco traditionnelles. Pendant que Mme Sia coupe les noix de coco avec un hachoir, son époux Paki tient la caisse. On lui achète aussi bien des noix de coco à un dollar Tonga (0,40 euro) pour les petites et 1,50 pour les grosses que des sachets de nouilles instantanées à 80 cents. Elles viennent d'Indonésie, marque Happy Mie. La noix de coco a encore une petite longueur d'avance sur les nouilles mais ces dernières gagnent du terrain.

Paki vend 60 noix de coco par jour contre 50 sachets de nouilles instantanées. Les gamins les mangent directement à l'arrêt de bus sans prendre la peine de les faire chauffer.

Dans les supermarchés de la ville, les produits industriels occupent une bonne partie des rayons. On y trouve les nouilles instantanées en sachet de Maggi, mais aussi la version Mers du Sud des Bolino (plat cuisiné prêt en six minutes dans un format « cup »). Il y a aussi des nouilles instantanées japonaises de la marque Nissin et depuis peu des nouilles chinoises de la marque Soleil levant.

La mondialisation a aussi atteint le petit Royaume des Tonga. Les experts des organisations internationales parlent de *« Nutrition Transition »*. Transition nutritionnelle. Le passage du monde de la vraie nourriture au monde des aliments transformés industriels vendus dans les supermarchés.

Le consommateur d'aujourd'hui a perdu le lien avec les aliments naturels. L'homme du Paléolithique les cultivait lui-même. Ensuite, quand l'homme n'a plus été autosuffisant, il s'est procuré les aliments chez des artisans spécialisés : des boulangers, des charcutiers, des meuniers, des jardiniers.

Dans le monde de la nourriture authentique, il y avait des spécialités locales, des traditions, des différences d'une région à une autre. Dans le monde des aliments industriels, il n'y a plus qu'un seul type de plat.

Certes, les industriels ne proposent pas exactement les mêmes plats partout. *Food is local*, prétendent les géants de l'agroalimentaire. Ils veulent dire par là que les Bolino de Maggi ne sont pas les mêmes pour les Irlandais que pour les Suisses et encore différents pour les Allemands ou les Polonais. On modifie les recettes en variant les arômes industriels, en jouant sur l'association des ingrédients.

Les ingrédients, parlons-en. Ils viennent de n'importe où. Dans le monde parallèle, l'origine des ingrédients, l'origine naturelle en quelque sorte, ne joue plus aucun rôle. Tout comme les vis, les boulons ou les chevilles, les pâtes, la poudre de carotte, les boulettes de poulet sont commandées là où elles sont vendues le moins cher à l'instant T. Ça peut être n'importe où dans le monde.

Tandis que les nutritionnistes, les hommes et femmes politiques, les journalistes aiment mettre en avant les spécialités culinaires régionales, les multinationales de l'agroalimentaire protègent farouchement l'anonymat de leurs ingrédients.

Quand l'Union européenne a voulu présenter un projet de loi obligeant les industriels à indiquer sur l'étiquette de leurs produits l'origine des ingrédients, Nestlé a protesté vigoureusement. Malvenu, pas pratique, compliqué, sans intérêt pour le consommateur, c'est ainsi que la porte-parole de la multinationale à l'époque, Hilary Green, a qualifié ce projet. Les fournisseurs changent souvent en fonction de la situation des marchés, si bien qu'il faudrait sans cesse changer d'étiquette s'il fallait mentionner l'origine géographique des ingrédients. Ce projet, voté par le Parlement européen, serait beaucoup trop coûteux selon Nestlé.

— Dans certains de nos produits, l'origine géographique de nos ingrédients change en fonction de leur disponibilité et de leur qualité ; il ne serait pas du tout pratique d'avoir à changer les étiquettes à chaque modification. Et je crains que ça n'apporte strictement rien aux consommateurs, s'est justifiée la porte-parole de Nestlé.

Nestlé et les autres se sont imposés, dans un premier temps, du moins. Le projet a été abandonné. Il semble de nouveau d'actualité toutefois puisque depuis le 1er janvier 2017, « l'origine géographique de la viande et du lait dans les produits transformés doit être obligatoirement indiquée. Cette obligation est une expérimentation de deux ans, en vue d'une éventuelle généralisation à toute l'Union européenne », peut-on lire sur le site de Bercy. En effet, contrairement à ce que prétend Nestlé, la mention de l'origine géographique d'un produit ou de ses ingrédients est une mesure qui va dans l'intérêt du consommateur. Un manque de transparence peut être un facteur de risque lorsque, en cas d'intoxication, l'origine géographique des ingrédients n'est pas clairement précisée. Il est beaucoup plus difficile de remonter jusqu'à la source de la contamination par un agent pathogène par exemple. Les consommateurs aimeraient avoir une relation de confiance avec les fournisseurs justement. Il s'agit là de nourriture, de quelque chose qu'ils vont ingérer. La mention du pays d'origine correspond à un besoin de sécurité tout à fait compréhensible. Et aussi à un besoin de proximité avec les produits, comme au Paléolithique. Après tout, les aliments qui viennent de notre environnement climatique sont les meilleurs pour notre corps.

Dans le village paléolithique, la plupart des aliments venaient naturellement des environs. À l'époque, on contrôlait encore son alimentation puisqu'on la produisait soi-même.

Comme le fait Paul au village paléolithique du lac de Constance. Paul, agenouillé sur la meule, est toujours occupé à broyer les grains avec son gros caillou.

— C'est un peu fatigant, admet-il.

Deux petits garçons sont venus le rejoindre. Oskar et Arthur, originaires de Francfort. Ils concassent les céréales sous l'œil vigilant de leur mère qui se tient à côté d'eux, vêtue d'une robe d'été légère. Elle encourage ses fils en leur donnant des conseils et en les aidant à broyer les grains.

— À quoi ressemblait le supermarché du Paléolithique ? demande Peter Walter, l'archéologue.

— C'était dehors, c'était la nature, répond Paul.

Il réfléchit quelques secondes avant d'ajouter :

— En fait, ce n'était pas vraiment un supermarché. On ne devait rien payer.

Le père d'Arthur et d'Oskar intervient. Il précise :

— Si on paie, c'est parce que d'autres personnes ont travaillé pour fabriquer ce produit. C'est ce qu'on appelle la division du travail.

Peter, le père d'Oskar est professeur d'histoire grecque et romaine, sa mère est bouquiniste. Les deux s'y connaissent en histoire ancienne. À l'époque, la production de nourriture servait seulement à subvenir à ses propres besoins. Tout venait de l'environnement direct, le commerce était un épiphénomène. Et pendant des milliers d'années, on a conservé à peu de chose près le même mode d'alimentation en utilisant les mêmes types d'aliments qu'au Paléolithique. D'après le directeur du musée, l'ère du Paléolithique a duré très longtemps si on considère uniquement le régime alimentaire.

— Le grand tournant a été amorcé il y a cent ans seulement. Au XIXe siècle, le régime alimentaire était composé essentiellement de céréales et de légumes. De fruits à coque et de baies qu'on pouvait cueillir. La viande était encore un luxe qu'on consommait rarement. Les ingrédients venaient directement de la nature. Beaucoup de plantes sont comestibles.

Depuis, la situation a radicalement changé. La nouvelle composition des aliments a forcément des conséquences sur notre organisme. Avec la transition nutritionnelle, le passage du régime alimentaire du Paléolithique au régime alimentaire occidental, avec ces aliments ultratransformés, ces chaînes de restauration rapide, le corps humain se modifie. Cette transition nutritionnelle ne touche pas uniquement les mers du Sud mais aussi d'autres régions du monde, l'Amérique centrale par exemple. Des scientifiques ont prouvé qu'en raison d'une consommation de plus en plus importante de produits importés, les habitants de cette région prennent du poids et tombent malades.

Autrefois, il y avait des particularités régionales. Dans certaines régions par exemple, beaucoup de personnes avaient un goitre. Dans les Alpes, dans tous les endroits où il n'y avait pas beaucoup d'iode. Aujourd'hui, les goitres sont de plus en plus rares. En revanche, il y a de plus en plus d'obèses, de personnes allergiques, d'enfants hyperactifs. Partout dans le monde. Et d'autres maladies viennent s'ajouter : le diabète, les affections cardiaques, les AVC, le cancer.

Les enfants consomment très tôt des produits ultratransformés qu'on trouve dans les supermarchés et ce n'est pas sans conséquences pour leur dentition. Certains, comme ces jumelles, n'ont plus que des moignons marron en guise de dents. Leurs dents leur ont causé beaucoup de problèmes quand elles étaient petites.

— Les autres enfants nous demandaient toujours pourquoi on avait les dents noires, dit une des jumelles.

Elles avaient huit ans à l'époque. Sa sœur se souvient qu'elle avait les gencives constamment irritées au point qu'elle ne pouvait plus manger certains aliments.

— Les pommes, ça devenait vraiment difficile.

Elle est donc passée aux yaourts. Les dents étaient de plus en plus noires et de plus en plus friables.

— Elles se cassaient, petit bout par petit bout.

À la fin, elle n'avait plus aucune dent sur la rangée supérieure. Chez sa sœur, il restait quelques moignons.

En modifiant leurs habitudes, les sœurs ont pu changer la donne. Elles peuvent à nouveau sourire. Autrefois, elles buvaient principalement de l'Ice Tea, du Fanta, des jus pour les enfants. Ensuite, elles sont passées à l'eau gazeuse. Heureusement pour elles, c'étaient leurs dents de lait. Les dents définitives sont bien blanches et bien régulières. Par chance, les dents repoussent mais seulement une fois au cours d'une vie.

Pourquoi les dents deviennent-elles noires ? C'est l'acide citrique qui en est la cause, E330. Il attaque l'émail dentaire. De nombreuses études l'ont montré. En fait, l'acide citrique est une substance tout à fait naturelle. Le problème, c'est qu'on le produit désormais industriellement en grande quantité si bien qu'il représente un risque pour la santé publique. L'acide citrique n'a pas seulement un effet nocif sur les dents. Il pourrait jouer un rôle, encore sous-estimé, dans la propagation d'Alzheimer. Comme l'explique le professeur Konrad Beyreuther, spécialiste de la maladie, l'acide citrique agit comme un « cheval de Troie » et stimule l'absorption de métaux légers comme l'aluminium qu'il transporte jusqu'au cerveau. (voir Hans-Ulrich Grimm, *Le Mensonge alimentaire*). L'aluminium est mauvais pour le cerveau. L'aluminium est aussi un métal parfaitement naturel. Il imprègne les sols et l'eau et on en trouve dans les légumes par exemple. Mais on l'ajoute aussi à des colorants pour les bonbons quand on cherche à obtenir une couleur flashy. Ainsi, les enfants entrent très tôt en contact avec l'aluminium par le biais des friandises.

De récentes études ont démontré l'action œstrogénique de l'aluminium, il fait partie des œstrogènes métalliques et peut perturber les fonctions sexuelles tout comme l'absorption de nourriture. Il pourrait aussi être impliqué dans l'hyperactivité et les troubles de l'apprentissage. Et on le soupçonne de plus en plus de favoriser le développement de maladies neurodégénératives comme Parkinson et Alzheimer.

En effet, la maladie d'Alzheimer n'est en aucun cas une conséquence inévitable de l'âge. C'est ce qu'ont démontré plusieurs études conduites par le chercheur américain Hugh Hendrie, de l'université de l'Indiana. Il a comparé des Africains-Américains et des Nigérians puis a étendu le champ de ses recherches aux Caraïbes et à des zones rurales de la Chine. L'environnement, le mode de vie et la nourriture en particulier jouent un rôle central. Et il ne s'agit pas uniquement de l'aluminium et de l'acide citrique. D'autres substances entrant dans la composition des aliments industriels pourraient intervenir dans la lente destruction des cellules du cerveau. On soupçonne également un exhausteur de goût dont nous avons déjà parlé : le glutamate.

Beaucoup d'additifs menacent notre santé mais le glutamate est sûrement l'un des plus importants. Les fabricants et les défenseurs du glutamate sont persuadés de l'innocuité de cette substance et citent de nombreuses études censées le prouver. D'autres études ont montré que le glutamate peut provoquer chez des personnes particulièrement sensibles le syndrome du restaurant chinois. Il peut provoquer des crises d'asthme chez les asthmatiques et d'intenses douleurs chez les personnes sujettes aux céphalées et aux migraines. Il serait aussi impliqué dans le développement de maladies neurodégénératives, Alzheimer, Parkinson, mais aussi la sclérose en plaques ou la sclérose latérale amyotrophique. Le glutamate pourrait aussi favoriser la « gloutonnerie » et l'obésité parce qu'il déséquilibre la chimie du cerveau.

Les arômes industriels renforcent la sensation de faim, ainsi le consommateur mange plus que ce dont il a réellement besoin et prend du poids. Même l'industrie des arômes le reconnaît. Ainsi, les gens deviennent de plus en plus gros, partout dans le monde et le royaume des Tonga n'est pas épargné.

— Le nombre de personnes en surpoids augmente en même temps que les importations de denrées alimentaires, déplore le docteur Malakai Ake.

C'est une personnalité éminente dans le royaume. Il animait une émission à la télévision dans laquelle il parlait santé et nutrition. Il est médecin à l'hôpital de la capitale où il s'occupe de santé publique et coopère étroitement avec l'OMS.

— Autrefois les gens succombaient à la tuberculose, au typhus ou mouraient de malnutrition. Aujourd'hui, nous avons créé de nouveaux problèmes.

Les quatre principales causes de décès dans le royaume des Tonga sont aujourd'hui les maladies cardiovasculaires, l'hypertension, le diabète et le cancer.

Pour le scientifique australien Paul Zimmer, c'est la Coca-colonisation du monde qui est la cause de la propagation, dans le monde entier, de maladies de civilisation comme le diabète. Paul Zimmer, diabétologue de Sydney et auteur de nombreuses études pour l'OMS, a emprunté cette expression à l'écrivain Arthur Koestler qui l'avait utilisée dans son roman *Les Call-Girls*. Cette tournure fait référence à une industrialisation de la production de nourriture inspirée par le modèle américain caractérisé par sa très forte consommation de sucre.

Beaucoup d'ingrédients entrant dans la composition des aliments industriels qui se conservent longtemps affectent le corps humain. Le métabisulfite de sodium, numéro E 223, par exemple. On le retrouve souvent dans les sachets de purée en flocons. Il évite que les flocons ne brunissent.

Ces sulfites peuvent provoquer toutes sortes de désagréments, des douleurs au ventre aux céphalées en passant par des nausées et même des crises d'asthme. Des rats qui avaient été nourris avec des aliments contenant du E222 (disulfite de sodium, hydrogénosulfite de sodium) ont eu des abcès au niveau du cardia. De tels conservateurs peuvent aussi favoriser le développement de bactéries de l'intestin qui s'attaquent ensuite à la cloison intestinale. Les bactéries oxydent le soufre et donc les additifs qui contiennent du soufre. Quand l'intestin est attaqué, des allergènes, des polluants, des agents pathogènes franchiront plus facilement la barrière intestinale. On retrouve ces composés de sulfites dans des plats à base de pommes de terre, comme les frites et les chips, dans les fruits secs, la moutarde, la confiture, dans des sucreries et dans la viande des hamburgers. Ces composés de sulfate sont autorisés pour 61 groupes d'aliments sous les numéros E220, E221, E222, E223, E224, E226, E227 et E228. Ce sont surtout les enfants qui sont en danger. D'après une étude de l'Union européenne, ils en consomment une dose douze fois supérieure à la dose acceptable.

Paul, Oskar et Arthur seraient peut-être bien inspirés d'adopter le régime alimentaire des hommes du Paléolithique. Aucun additif dangereux dans leur bouillie. Elle est terminée. Le pot en terre est à côté du feu. À l'aide d'une spatule en bois, l'archéologue distribue des portions à l'assemblée. Les réactions sont pour le moins réservées.

— C'est pas vraiment bon mais pas vraiment mauvais. Une fois qu'on s'est habitué, c'est mieux. En plus, ça fait sûrement du bien à notre corps, dit Paul.

Oui sûrement. Bon, la préparation des plats présentait aussi quelques inconvénients à l'époque. En effet, en broyant les grains sur les meules en pierre, on produisait des poussières inertes, ce qui n'était pas sans conséquences sur la santé des hommes du Paléolithique.

— Les populations de l'époque avaient les dents élimées dès l'âge de vingt-cinq ans. Les nerfs étaient à vif. Pour supporter la douleur, on utilisait de l'amanite tue-mouche ou du goudron de bouleau. Il contient de l'acide salicylique comme l'aspirine.

Acide salicylique. Décidément, les substances naturelles ont des vertus curatives.

— Alors le goudron de boulot, c'était sûrement bien aussi, raisonne Paul. On l'utilise encore aujourd'hui ? demande-t-il à l'archéologue.

— On sait aujourd'hui que c'est une substance cancérigène. Les hommes et les femmes du Paléolithique ne dépassaient pas les trente ou trente-cinq ans. Ils n'étaient pas concernés par ce problème.

Réflexion faite, la vie au Paléolithique n'avait pas que des avantages. Nous avons peut-être les mêmes gènes que nos ancêtres mais avec les progrès réalisés depuis, nous vivons quand même plus confortablement, plus sainement et surtout plus longtemps. Les produits estampillés sains vendus dans les supermarchés sont loin d'être des produits miracle. Ils doivent se conformer aux lois du monde industriel parallèle en ayant une durée de conservation maximale, une longue *shelf life*. Ainsi, les produits ultra-sains contiennent tous les additifs possibles et imaginables du monde parallèle.

L'acide citrique par exemple. Bizarrement, on en trouve même dans les mueslis des multinationales. Dans le Kellogg's extra Pépites crunch muesli. On en trouve aussi dans les céréales Fitness énergie nutritive de Nestlé. Quant au Muesli croustillant aux fruits secs de la marque Carrefour, il contient des mono et diglycérides d'acide gras qui font office d'émulsifiant. Des substances high-tech qui n'existent même pas dans la nature. Qu'en est-il des margarines ? Les fabricants de margarine ont tout un arsenal de produits chimiques en stock. La margarine Pro-Activ contient elle aussi des émulsifiants (mono et diglycérides d'acides gras), des arômes, des correcteurs d'acidité (acide citrique) et des colorants (caroténoïdes). La margarine Saint-Hubert Oméga 3, « l'allié de votre cœur depuis plus de quinze ans », contient des mono, diglycérides d'acides gras et de l'acide citrique. *Idem* pour la margarine Planta Fin. Quant au liquide végétal Planta Fin, il contient de l'huile de colza totalement hydrogénée, donc du gras trans mauvais pour le cœur, mais aussi des arômes, de l'acide citrique et du caroténoïde (colorant). Les arômes, c'est un peu le mot magique pour les produits estampillés sains. Ce sont eux qui donnent le goût fraise-banane aux Actimel (0,1 % de gras).

Quant aux yaourts brassés au lait de chèvre de Soignon, ils contiennent, en plus des incontournables arômes, de la gomme xanthane, un épaississant.

Les enfants, dès leur plus jeune âge, font le plein de produits chimiques : le lait Gallia des laboratoires Calisma contient les amusants émulsifiants mono et diglycérides d'acides gras, des maltodextrines, du citrate de calcium, du citrate de sodium et de l'acide citrique (bon pour les dents).

Quant à Orthomol Natal, le cocktail vitaminé de luxe, il contient une liste impressionnante d'ingrédients chimiques : lactate de calcium, acidifiant acide citrique, carbonate de calcium, bicarbonate de sodium, acide L-ascorbique, glycérol, pellicule hydroxypropyl méthyl-cellulose, stabilisateur gomme arabique, colorants dioxyde de titane.

Qu'il est beau, le nouveau monde de l'alimentation : on a toute la panoplie du laboratoire de chimie parfait. Naturellement, on n'a jamais cherché à savoir si c'était bon pour le corps. Ceux qui veulent préserver leur santé en consommant les nouveaux aliments enrichis d'un côté, appauvris de l'autre, mais toujours bourrés d'additifs, doivent se préparer à quelques surprises. C'est une expérience planétaire, à laquelle les consommateurs participent sans qu'il y ait un protocole formellement établi, sans règles rigoureusement définies.

Il est toujours possible de recourir aux aliments qu'on utilise depuis des siècles. Fidèles à eux-mêmes, ils n'ont pas changé et ont depuis longtemps prouvé leurs vertus. Les pommes de terre, par exemple. On peut les consommer sous forme de purée, comme au Paléolithique, mais en plus rapide.

Ingrédients : Quatre ou cinq pommes de terre de taille moyenne, une pincée de sel, une demi-tasse de lait ou une tasse entière, une cuillère à soupe de beurre, une pincée de noix de muscade.

Préparation : Lavez et épluchez les pommes de terre. Coupez-les en petits cubes, mettez-les dans la Cocotte-Minute, ajoutez de l'eau (un centimètre) et une pincée de sel. Fermez la cocotte et faites cuire les pommes de terre cinq à dix minutes. Laissez la vapeur s'évacuer, ouvrez la cocotte, versez l'eau et ajoutez le lait et le beurre avec une pincée de noix de muscade. Écrasez les pommes de terre à l'aide d'un presse-purée et battez la purée avec le fouet en fonction de vos envies.

Certains considèrent la purée de pommes de terre comme leur plat préféré. Depuis peu, on parle de *comfort food*, une cuisine généreuse qui réconforte et met du baume au cœur. Souvent, on aime un plat tout particulièrement parce qu'il est associé à des souvenirs ou des expériences agréables, à des odeurs.

C'est très personnel, naturellement et ces préférences varient en fonction des cultures. Ainsi, dans le monde entier, les gens ont toujours cuisiné en fonction de leurs gènes, de leur environnement, de ce que la nature mettait à leur disposition. Une alimentation sur mesure. Depuis peu, avec la mondialisation et le développement de la nourriture industrielle identique pour tout le monde, mais aussi les conseils simplistes des nutritionnistes, cette cuisine traditionnelle éprouvée est passée au second plan.

Peut-être n'a-t-elle pas dit son dernier mot. Les consommateurs y reviennent. Ils pourraient être aidés. Une aide toute proche mais qui vient de loin. Attention, parfois, ça sent un peu bizarre…

12

Fruits mûrs

Manger n'est pas tout : le rôle de la nourriture dans la vie

Ici, c'est la Bavière profonde, mais cet homme à l'accent bizarre n'est pas du coin. En tout cas, il a été adopté. On vient le voir régulièrement. Une sorte de pèlerinage. Il a de l'influence. Et il arrive qu'à huit heures du matin, ses disciples déjeunent de drôles de trucs : du chou-rave avec de la poudre de noix de coco par exemple.

C'est un petit gourou. Il s'estime investi d'une mission et semble très sûr de lui et de ses méthodes. Il a publié beaucoup de livres, il conduit six voitures, de grands quotidiens ont parlé de lui. Le maître dit :

— C'est notre santé qui prime. L'argent n'est pas comestible, on ne peut pas le manger. Je ne peux pas manger mes voitures non plus.

Il porte un gilet, un pantalon ample et une moustache. Depuis qu'il a pris les rênes, ça sent les épices indiennes dans la cuisine du couvent. Il apprend aux gens à cuisiner sainement en fonction de leur type de personnalité. Une nutrition personnalisée, en quelque sorte. Les participants viennent de Munich ou de Cologne pour apprendre des méthodes qui, l'espèrent-ils, leur permettront de préserver leur santé. La plupart sont des femmes, mais il y a aussi deux hommes, des cuisiniers qui travaillent dans une banque privée très select. C'est leur chef qui leur a offert le cours, sans doute avec l'espoir secret qu'on allait bientôt cuisiner comme ça pour lui, une cuisine bonne pour l'esprit et pour la santé.

Nicky Sitaram Sabnis avait une femme et une fille en Inde. Un jour, sa femme est partie en emmenant sa fille. Il est venu en Allemagne. À présent, il règne sur la cuisine du couvent de Frauenchiemsee, sur la Fraueninsel (île aux Femmes) du Chiemsee, à 100 kilomètres au sud-est de Munich. C'est une petite île avec quelques maisons et beaucoup de pontons privés. On peut en faire le tour à pied, il faut vingt minutes tout au plus. L'île voisine de Herrenchiemsee abrite l'imposant château de Louis II de Bavière. Le couvent de Frauenchiemsee a été fondé en 772. Depuis quelques années, Nicky y donne des cours de cuisine ayurvédique. Il propose des stages de trois jours, du vendredi au dimanche.

Les disciples de Nicky sont dans la cuisine. Ils émincent des légumes et le maître donne des instructions. De vieux arbres se dressent devant la fenêtre. On voit le lac miroiter entre les feuilles. Hier, il a présenté sa théorie sur les différents types de personnalité, pour qui différents aliments sont adaptés. L'ayurveda distingue trois types de constitutions de base ou énergies vitales appelées Doshas. Il est question de tempérament, de psychisme mais aussi des maladies auxquelles sont exposés les différents types. On utilise les fruits de la nature pour permettre au corps de bien fonctionner et d'être en bonne santé. La salle de séminaire a conservé une ambiance monastique. Elle est sobre, meublée de quelques tables. Un crucifix est accroché au mur.

Tout à coup, la porte s'ouvre. Quelqu'un passe la tête dans l'embrasure.

— Je me suis inscrit au stage de Qi gong.

Il faut frapper à la porte d'à côté. Le Qi gong. La gymnastique douce de la médecine traditionnelle chinoise. On peut aussi la pratiquer dans le couvent bavarois. Les médecines et philosophies de l'Extrême-Orient, de l'ayurveda à la médecine traditionnelle chinoise, fascinent de plus en plus de monde en Allemagne et dans les autres pays occidentaux. Elles ont sans doute comblé un vide dans le monde moderne occidental. Elles ont une image positive, reposent sur une expérience très ancienne, elles englobent le corps, l'esprit et l'âme. Exotiques, elles promettent bien-être et bonne santé. Tout y est entièrement naturel. Et elles prennent en compte les différents types de personnalité. La nutrition personnalisée, ces cultures la connaissent depuis des milliers d'années. Elles ont développé des concepts et une théorie.

Elles savent depuis toujours qu'il y a des êtres différents, avec des caractères différents et des corps différents. Elles ont observé comment les aliments agissent sur les types de personnalités qu'elles ont définies.

Pendant que la médecine occidentale se débat avec les molécules et les millions de combinaisons de gènes, les médecines et diététiques de l'Extrême-Orient ont depuis longtemps utilisé la complexité qu'elles ont intégrée à leur système. Complexité du corps et complexité de la nourriture. Une nutrition adaptée pour chacun. Le nouveau credo des nutritionnistes occidentaux, c'est le fondement même de la diététique extrême-orientale. Elle l'a compris bien avant nous.

Elles exploitent la diversité de la nature, les qualités des mangues, du fromage blanc, de la mâche, du chou-rave et des aubergines, du chou blanc et des carottes pendant que les scientifiques occidentaux ne se préoccupent que de glucides, de graisses et de substances végétales secondaires, et capitulent devant la sauce bolognaise : trop compliquée.

Les médecines et diététiques extrême-orientales nous séduisent aujourd'hui parce qu'elles ont, dans bien des domaines, une longueur d'avance sur nous. Elles s'appuient sur une longue expérience, elles sont pratiquées depuis des milliers d'années. Elles s'intéressent au tout, à l'ensemble. L'ensemble du corps, l'ensemble de l'artichaut, l'ensemble du plat, l'ensemble du menu. Les menus par exemple sont composés avec soin sans jamais perdre de vue l'élément fondamental : la santé. La science occidentale a toujours systématiquement occulté la réalité. Elle cherche des unités de plus en plus petites. Et nous payons aujourd'hui le prix de cette politique. Elle n'a aucun mot pour définir les relations et les interactions.

Les médecines traditionnelles orientales sont en revanche à la traîne pour la recherche du profit, les alliances avec l'industrie – pour le meilleur et pour le pire. L'industrie qui démantèle la nature et qui introduit clandestinement dans notre organisme des substances qui ne correspondent pas à nos besoins. La culture extrême-orientale a un avantage : les produits qu'elle propose présentent moins de risques et entraînent moins d'effets secondaires. Elle utilise les forces subtiles de la nature. Les industriels occidentaux ne savent pas quoi faire de la nature, ils ne l'ont pas en stock, ils l'ont vaincue. Et maintenant que les consommateurs ont la nostalgie de la nature, ils doivent réagir avec des astuces et des artifices. Ils sont sous pression. Ils n'ont aucune idée de ce qu'est la santé au fond, ni la vie même. Ils se sont limités à l'image qu'ont les scientifiques du corps.

D'après Ulrich Fichtner, journaliste au *Spiegel* et auteur, c'est complètement différent dans la tradition extrême-orientale.

— La façon dont tout est lié, dont l'ail et les cerises, le vin rouge et le bonheur conjugal, Mozart, le chien et le pain complet, font ensemble qu'une vie est plus ou moins réussie au bout du compte, tout cela échappe complètement aux scientifiques et c'est tant mieux. Pour cela, il faudrait qu'ils aient beaucoup plus de courage philosophique et culturel, comme le prouvent les Chinois depuis des milliers d'années. Quand on s'intéresse à leur cuisine traditionnelle, on ne peut que s'étonner de la profondeur de leur expérience, de la précision de leur analyse, de l'immense richesse métaphorique des cinq éléments qui régissent tout dans la diététique chinoise, de la couleur aux épices. Ne serait-ce pas l'approche scientifique occidentale, qui consiste à décomposer un plat cuisiné, des lasagnes surgelées, en valeurs caloriques, vitamines et fibres, la charlatanerie au fond ? Nos nutritionnistes ne se poseraient-ils pas les mauvaises questions ? Ne serait-ce pas plus important de s'intéresser aux effets des produits surgelés sur l'âme des consommateurs plutôt que sur leur taux de cholestérol dans le sang, de considérer que c'est en allant faire ses courses sur un vrai marché, en discutant avec de vrais paysans, en touchant du vrai radis noir et du chou, en sentant les champignons des bois, en goûtant des figues, que naît la substance qui nous maintient en vie et en bonne santé. Est-ce le bonheur ? La satisfaction ? Les souvenirs d'enfance ? Est-ce le Qi comme le disent les Chinois ?

Le Qi (prononcer « tschi »), c'est l'énergie vitale, une catégorie qui n'existe même pas dans la compréhension occidentale. Les scientifiques occidentaux prennent peu à peu conscience que leur approche – se concentrer sur des molécules isolées – les mène dans une impasse et qu'il est insensé d'investir beaucoup d'argent et de matière grise dans des substances isolées : les CLA, les AGPI, les vitamines. C'est peut-être nécessaire pour le marketing et les bilans trimestriels, mais certainement pas pour l'organisme humain.

Pour le médecin suédois Stig Bengmark, de l'université de Lund, l'éco-immunonutrition est le grand défi du troisième millénaire. Une alimentation naturelle qui nous maintient en bonne santé parce qu'elle renforce nos défenses naturelles.

— On ne peut pas s'attendre à ce quelques substances chimiques naturelles ou synthétiques préservent notre santé et donnent des performances optimales. Le plus souvent, il faut mélanger plusieurs substances. Seuls les aliments naturels ont le potentiel de nous apporter les composants dont nous avons besoin.

L'épidémiologiste David Jacobs de l'université du Minnesota a découvert que chaque fois qu'on administrait un principe actif supposé sain de façon isolée à un sujet, il n'avait aucun effet. Ainsi le resvératrol, un polyphénol présent dans le vin rouge et les raisins n'apporte rien au cerveau quand il est pris isolément. C'est ce qu'ont découvert des chercheurs britanniques. Le résultat de leur étude a été publié dans l'*American Journal of Clinical Nutrition*. Dans le même magazine on apprend que les gélules d'huile de poisson avec des acides gras oméga 3 n'ont aucun effet sur le cerveau. C'est le résultat d'une étude conduite sur 750 séniors britanniques.

La combinaison de plusieurs substances végétales est beaucoup plus efficace contre le cancer qu'une substance utilisée isolément. C'est ce qu'ont démontré des scientifiques du Centre de recherche des aliments à Londres en s'appuyant sur l'exemple du sulforaphane (contenu dans l'huile de moutarde) et de l'oligo-élément sélénium. Le brocoli, la salade verte contiennent du sulforaphane. Les céréales, les champignons et les noix contiennent du sélénium. Quand on associe l'ail et le gingembre, comme dans la cuisine chinoise, l'effet antioxydant augmente de 50 %. L'association de différents aliments est également efficace contre Alzheimer, ont découvert des chercheurs de l'université Columbia de New York.

— En se concentrant sur l'influence de nutriments et d'aliments considérés isolément, les chercheurs passent à côté de la réalité, car les repas que nous prenons forment une combinaison complexe de nutriments et d'aliments et c'est cette association qui peut avoir un effet sur telle ou telle maladie, dit Yian Gu du Centre médical de l'université Columbia.

Le corps est un système très complexe. D'après les médecins, il serait composé de deux millions de substances différentes. Elles doivent être renouvelées tous les sept ans. Et c'est notre alimentation qui nous fournit les éléments essentiels pour ce processus. Deux millions de substances que le corps doit renouveler. Il est donc complètement insensé de limiter sa consommation de fruits aux onze super-fruits dont les scientifiques ont mesuré les bienfaits. Encore plus de se concentrer sur les vitamines, les acides gras oméga 3, les minéraux qu'on nous vend à grand renfort de publicité. Seule la combinaison d'aliments naturels nous apporte tout ce dont notre corps a besoin.

Et ce sont les cultures culinaires traditionnelles transmises de génération en génération qui proposent les combinaisons les plus savoureuses et les plus appétissantes, les recettes de l'évolution pour ainsi dire. Les Chinois accordent une attention toute particulière à l'association des couleurs dans leur cuisine. C'est justement dans la couleur qu'on trouve les substances végétales secondaires les plus importantes. Orange pour les carottes, rouge pour les framboises, bleu pour les mûres, vert pour les épinards. Elles apportent différents bienfaits et elles apportent le goût. Le goût épicé du piment, l'acidité du pamplemousse. La protection du soleil pour les tomates. Quand on consomme beaucoup de fruits et de légumes, on peut absorber 10 000 substances végétales secondaires différentes par jour. Ainsi les principes des cultures culinaires traditionnelles se voient confirmés de toutes parts.

Les fruits de saison par exemple. Les fruits mûrs sont meilleurs, tout gourmet qui se respecte le sait, tout chef étoilé aussi. Meilleurs d'un point de vue gustatif mais aussi meilleurs pour la santé. Les fruits cueillis trop tôt ne contiennent pas les nutriments essentiels.

— Plus les gens respectent le rythme de la nature pour s'alimenter, plus ils vivent sainement, dit Sabine Schäfer, médecin et nutritionniste à Kassel.

Mais il faut que ce soit la nature qui nous entoure. Le régime alimentaire méditerranéen est parfaitement adapté pour les habitants du bassin méditerranéen, c'est pour eux qu'il est bénéfique. C'est ce qu'a découvert la nutritionniste Antonia Trichopoulou de l'université d'Athènes. Le régime méditerranéen n'avait aucun effet bénéfique sur la santé des Allemandes. Elles mouraient même avant les autres.

Bien sûr, la nutrition personnalisée existe depuis longtemps partout dans le monde. Chacun a ses préférences. Certains aiment les artichauts, d'autres les aubergines, beaucoup le chocolat. Les plats que nous apprécions tout particulièrement ont le pouvoir de nous réconforter. Depuis quelque temps, on parle de *comfort food*. Jordan Troisi, de l'université de Buffalo dans l'État de New York, a montré que ces plats qu'on aime particulièrement sont associés à une ambiance, une région, les relations sociales et la constitution physique d'une personne. Il y a un plat qu'on trouve partout sur la planète : le bouillon de poule. Les poules sont en effet présentes dans toutes les régions du globe.

Ainsi, il est préférable de consommer ce qui pousse naturellement dans notre environnement, au moment où le légume ou le fruit est mûr, et de le préparer en suivant les recettes des grandes cultures culinaires. Beaucoup de scientifiques sont désormais persuadés que c'est ce qu'il y a de mieux pour l'organisme. D'ailleurs, les consommateurs s'intéressent de plus en plus à la cuisine, à la provenance des produits, à ce qu'on peut faire avec. On est à l'opposé des « alicaments » développés par les entreprises agroalimentaires et pharmaceutiques dans le but de gagner beaucoup d'argent au troisième millénaire. On dirait bien que ce modèle d'entreprise a vécu et qu'il est sous pression. Les critiques fusent de toutes parts.

Parfois, on a presque l'impression qu'un mouvement puissant est en train de s'organiser pour lutter contre les fausses allégations santé qui fleurissent sur les produits vendus par la grande distribution, qu'on répète dans les spots publicitaires, qu'on lit dans les magazines. Ce mouvement n'englobe pas uniquement les associations de défense du consommateur, comme les militants de Footwatch, qui proposent de voter sur Internet pour sélectionner le « mensonge publicitaire le plus effronté de l'année » et décerner ensuite un prix, un « chou d'or à la crème » aux industries agroalimentaires concernées. La « fiole » Actimel de Danone a été récompensée (« Actimel renforce vos défenses naturelles »). L'arnaque au détriment de la santé. Des chercheurs de l'université de Vienne avaient comparé Actimel avec un yaourt nature et n'avaient constaté aucune différence ou presque. Ferrero, qui s'était lui aussi vu attribuer un « chou à la crème » pour ses Kinder Délice, n'a pas apprécié. L'entreprise a refusé le prix qu'elle n'a pas voulu commenter pas plus qu'elle ne veut répondre aux questions des associations de consommateurs.

L'ancien directeur de la Centrale des consommateurs allemands, Gerd Billen, réclamait il y a plusieurs années déjà une interdiction générale des allégations santé dans la publicité.

— De telles allégations n'ont rien à faire sur l'emballage des denrées alimentaires. Peu importe qu'elles soient scientifiquement prouvées ou non.

Pour lui, il faudrait vraiment arrêter « cette fumisterie ».

— Au lieu de vanter les bienfaits d'aliments sains comme les pommes, les brocolis ou les pommes de terre, on dépense des millions pour faire croire aux consommateurs que les sucreries et les boissons sucrées nous font du bien.

La vraie nourriture revient en grâce. Les pommes, les brocolis, les pommes de terre rassemblent de plus en plus de soutiens. Les *foodies* arrivent. Ils essaient de « libérer la culture culinaire des griffes des industriels », comme l'a écrit le *Süddeutsche Zeitung*. « Tout Américain branché qui se respecte se doit d'être un *foodie* aujourd'hui », peut-on lire dans l'article.

— Pour ma génération, la cuisine est la nouvelle pop-culture, dit Jenna Krumminga, vingt-six ans. Au lieu de se retrouver dans des boîtes de nuit, on se retrouve pour cuisiner, au lieu de prendre des cuites, on échange des cultures de kombucha pendant des dîners.

Ils se donnent rendez-vous dans des *supper clubs* illégaux. Illégaux parce qu'ils ne respectent pas les règles d'hygiène, définies par et pour les géants de l'agroalimentaire, ceux-là mêmes qui, par leurs pratiques, mettent en danger des millions de consommateurs dans le monde. Les « petits » ne mettent personne en danger. Ou pas grand monde.

La bloggeuse Laena McCarthy, surnommée la Reine de la confiture (Jam Queen), fait partie de cette nouvelle scène. Pour elle, les confitures maison et les fruits en bocaux sont le nouveau must-have. Elle vend ses pots sur *Farmer's Market*. Il existe d'autres mouvements comme Du und dein Bauer (« Ton fermier et toi »), qui plaident pour une relation privilégiée et directe entre le producteur et le consommateur, sans passer par l'industrie agroalimentaire. Aux États-Unis, le ministère de l'Agriculture soutient ces projets locaux dans des centres de distribution de nourriture. Devise : « Quand tu connais ton fermier, tu sais ce que tu manges » (« *Know your farmer, know your food* »). C'est de là que vient aussi le mouvement CSA, l'Agriculture soutenue par des communautés. Elle concerne déjà plus de 12 000 fermes soutenues par leurs clients. Il a donné naissance aux Amap en France (Association pour le maintien d'une agriculture paysanne). Le principe est de créer un lien direct entre les paysans et les consommateurs. Les consommateurs s'engagent à acheter la production du paysan qu'ils paient à l'avance à un prix équitable. La démarche de ce mouvement est à l'opposé de celle des groupes agroalimentaires. Il milite contre les risques de la mondialisation, contre les listes d'ingrédients illisibles, l'absence de traçabilité dans la chaîne de livraison, pour des produits de saison et adaptés aux conditions de la région : nature du sol, climat, paysage. Il existe environ 1 600 Amap en France.

En Allemagne, l'antenne munichoise de Slow Food a lancé l'initiative « Les citadins deviennent paysans », initiative soutenue par la ville de Munich.

Il s'agit de rapprocher le consommateur de la nature avec laquelle il a perdu contact. L'Italien Carlo Petrini, fondateur du mouvement Slow Food (par opposition aux fast-foods et à l'invasion de la malbouffe) milite pour que la production de nourriture ne réponde pas à une logique de marché. Le mouvement mondial Terra Madre a développé sa propre philosophie et mis en place une véritable organisation. 250 universités et centres de recherches regroupant plus de 450 scientifiques dans le monde entier font partie du réseau Terra Madre. Eux aussi veulent rapprocher l'homme de la nature environnante. La campagne « Nutrire Milano » (Nourrir Milan) a un objectif bien précis : nourrir la ville de Milan avec des produits régionaux en majorité, 60 %. Les multinationales n'ont pas été conviées à participer.

— Les aliments sont des éléments comestibles et très concrets de notre identité, ils façonnent notre paysage, ils expriment notre culture.

Terra Madre milite pour une alimentation « bonne, propre et juste ». Partout dans le monde, il faut créer des systèmes d'approvisionnement en denrées alimentaires régionaux et décentralisés.

— Ainsi on va créer une nouvelle géographie de notre planète, une carte de l'alimentation locale avec ses couleurs et ses goûts.

Sur cette carte, il n'y a pas de place pour ceux qui veulent vendre partout les mêmes couleurs, les mêmes arômes et produits chimiques, et maintenant encore des ingrédients prétendument sains.

Ce qui pourrait compromettre les affaires juteuses des grands groupes agroalimentaires, c'est un danger qui vient de l'intérieur : les risques et les effets secondaires de leurs produits. Ils montrent la base douteuse sur laquelle ils opèrent. Contrairement à ce qu'ils prétendent, ils ne se concentrent pas sur la santé, mais sur la maladie. Ils se basent sur des substances qui peuvent jouer un rôle dans les maladies et sur des valeurs normatives qu'ils ont le plus souvent fixées eux-mêmes : taux de cholestérol, apport en vitamines, apport en nutriments. Voilà sur quoi reposent les nouveaux produits, les vitamines de synthèse ajoutées à tout-va, les stérols végétaux pour lutter contre le cholestérol, tous les additifs comme le fer ou le calcium. Ça peut être vraiment dangereux car l'apport de substances très actives peut entraîner un déséquilibre dans l'organisme et écourter la vie de certains. À cause d'elles, les consommateurs en bonne santé peuvent tomber malades, tout simplement parce qu'on ignore les besoins réels d'une personne en bonne santé. Personne ne sait réellement ce qu'est la conception occidentale de la santé.

Ça n'a pas échappé aux médecins qui cherchent à présent une réponse à la question : qu'est-ce que la santé ? Par exemple, les représentants de la salutogénèse, une approche centrée sur l'origine de la santé. Il s'agit pour eux de s'intéresser aux ressources dont on dispose pour préserver et développer la santé. C'est un peu vague et paraît peu efficace.

Pour d'autres comme le chirurgien français René Leriche (1789-1955), « la santé, c'est la vie dans le silence des organes ». Ça sonne bien, ça part aussi d'une bonne intention, mais c'est naturellement complètement absurde : quand les organes se taisent, en général on est mort.

La définition de l'Organisation mondiale de la santé est bien sûr inégalable : « La santé est un état complet de bien-être physique, mental et social et ne consiste pas seulement en une absence de maladie ou d'infirmité. »

C'est très bien formulé et on aspire vraiment à atteindre cet état complet de bien-être physique mais ça ne me dit pas si je dois prendre des vitamines de synthèse, les petits sachets de CLA de BASF ou si je dois manger des pommes de terre en robe des champs avec du fromage blanc à la crème.

Les Chinois disent : « La santé, c'est l'harmonie. » Et ils ont élaboré tout un système pour atteindre cette harmonie grâce à l'interaction des organes et de la nature. Ils ont aussi défini le rôle que joue la nourriture.

Nicky, le cuisinier indien sur l'île de Frauenchiemsee, a une vision similaire. Lui aussi a une théorie sur l'harmonie. Une théorie largement inspirée de son expérience personnelle. Quand il est arrivé en Allemagne, sa vie venait de basculer. C'était le chaos.

— Tout était encore plus triste ici en Allemagne, j'étais dans un environnement étranger, j'avais froid, c'était le mois de janvier et j'habitais dans une cave.

Il est tombé malade, a été admis à l'hôpital, il a rencontré Gabriele, l'assistante sociale de la clinique, ils se sont mis en couple, ils ont fait une excursion à Frauenchiemsee, où avait justement lieu un stage de Qi gong. Nicky a posé sa candidature pour enseigner les principes de la cuisine ayurvédique et a décroché le job.

Nicky se met en position. Dans la cuisine, ils sont tous en train de découper et d'émincer, répartis sur quatre rangées de plans de travail et de cuisinières. Sur un chariot, il y a du chou-fleur et du chou chinois, à côté des plaques de cuisson, du poivron, des courgettes, des mangues et des aubergines. Et des épices indiennes.

— Qu'est-ce que la cuisine ayurvédique ? demande Nicky.

— La cuisine ayurvédique recherche l'équilibre des Doshas, les trois types d'énergies vitales, répond l'éducatrice de Munich.

Ils ont appris ça hier soir. L'ayurveda distingue trois types de constitutions de base, appelées Doshas : Vata, Pitta et Kapha. Le type Vata est plutôt mince, de nature enthousiaste, agile, il a les lèvres fines, souvent la peau sèche, ne supporte ni le froid ni le vent, se fait facilement du souci et dort mal. Le type Pita est de stature moyenne, il ne travaille pas très vite, mais est très organisé et très méthodique. Il n'aime pas la chaleur, il a très bon appétit, il doit manger à heures régulières, il aime les plats froids et les boissons fraîches, il est plein d'allant, il est courageux mais il est impatient et donc un peu irritable. Le type Kapha est plutôt robuste, calme et lent et un peu « long à la détente », il a la peau plutôt grasse, n'a pas beaucoup d'appétit et dort profondément.

Ça fait un peu ésotérique, comme la théorie des cinq éléments dans la diététique chinoise : le bois, le feu, le métal, l'eau et la terre. Les aliments sont répartis en fonction de ces éléments et les organes dans le corps humain, et il y a des règles précises, déterminant la façon dont ils interagissent. En réalité, c'est exactement là-dessus que travaillent les chercheurs en nutrigénétique, ils dépensent beaucoup d'argent et de matière grise sans vraiment faire de découvertes susceptibles de déboucher sur quelque chose de concret.

Nicky sait ce qu'il faut faire pour la cuisine ayurvédique. Il verse de la crème dans une casserole et demande :

— La crème est bonne pour qui ? Qui doit l'éviter au contraire ?

Ses disciples le savent : la crème est bonne pour le type Vata, celui qui est plutôt mince, elle l'est beaucoup moins pour le type Kapha, plus flegmatique et enveloppé. Mais on peut aussi le secouer un peu, d'après Nicky.

— Je cuisine pour un invité Kapha, il va bientôt arriver. Donc je vais ajouter un peu de piment.

La cuisine ayurvédique peut aussi rétablir l'harmonie quand les trois types ne sont plus équilibrés et que le type Kapha déjà un peu flegmatique devient trop lourdaud. C'est justement ce qu'ils veulent apprendre et ce pour quoi ils sont venus : l'éducatrice, l'écoutante, la cheffe de produit dans une agence de voyages, la directrice d'agence immobilière. Dieter et Alfons portent des tabliers très chics. Ils s'affairent avec leurs couteaux en céramique, en vrais professionnels, et hachent les pommes, épluchent les carottes, coupent les mangues en dés.

— C'est ça qui est intéressant, dit Dieter. Savoir ce qui est bon ou pas bon pour tel ou tel type.

Ils gèrent tous les deux le restaurant d'entreprise (« Cantine, c'est trop péjoratif pour nous ») dans la banque privée très select de Cologne, où ils proposeront bientôt des menus adaptés aux différentes Doshas pour les banquiers d'investissement et les traders.

On pourrait presque croire que l'avenir appartient aux Nicky et à leurs disciples, aux *foodies* du monde entier, aux militants des mouvements « Connais ton fermier » et des Amap. On dirait que la *Big Food* est sous pression, victime de cette « aspiration à revenir à la nature » que les multinationales sont incapables de satisfaire. Les grands groupes ne peuvent répondre ni aux questions ni aux besoins des gens. Leurs recettes ont longtemps fonctionné depuis l'époque de Justus von Liebig (1803-1873), l'ancêtre de la production industrielle de nourriture. Quand la fille d'un de ses amis, la petite Emma, attrapa le typhus, il prit une bonne poule, certains disent aussi un morceau de bœuf, qu'il hacha en petits morceaux, fit tremper dans de l'acide chlorhydrique dilué et fit passer le tout dans un filtre. Sa méthode était efficace, la petite Emma guérit. L'histoire d'Emma a fait le tour du monde parce que c'était le début de ce mode de pensée. Et ça a fonctionné longtemps.

Pourtant, il ne fait plus de doute aujourd'hui que le régime alimentaire occidental rend les gens malades. En cherchant à vendre des produits prétendument sains, le monde parallèle de l'industrie agroalimentaire a été pris à son propre piège, victime de ses contraintes. Non seulement, il n'a aucune idée de ce qu'est la santé, mais en plus il n'a pas de définition pour « naturel ». Pas étonnant, puisque la production industrielle ne peut par définition rien produire de « naturel ».

En désespoir de cause, ils cherchent à faire disparaître de leurs étiquettes toutes les horribles dénominations chimiques. *Clean label*, c'est à la fois le mot magique et la réponse des multinationales de l'agroalimentaire à la « naturemania » des consommateurs.

— Nous aidons les entreprises à épurer leurs étiquettes, assure Kent Snyder, un des plus grands managers de l'entreprise Senomyx. Son entreprise a développé une substance permettant de manipuler les goûts, ladite substance n'a quant à elle aucun goût mais elle augmente la sensation de goût sucré ou salé et ne doit pas être mentionnée sur l'étiquette. D'après le *New York Times*, Nestlé, Coca-Cola et les soupes Campbell ont déjà conclu des marchés avec la firme Senomyx, tout comme le plus grand producteur de glutamate du monde : Ajinomoto.

Il y a aussi l'astuce des produits locaux. Les clients veulent consommer des produits locaux mais les supermarchés ne peuvent pas toujours en proposer. C'est ce que montre une enquête du magazine *Öko-Test* sur les produits régionaux : « La grosse escroquerie ». « Les fabricants font preuve de beaucoup d'imagination pour changer l'étiquette des produits afin de les faire passer pour des produits locaux. Ainsi, Lidl a vendu sous sa marque « Ein gutes Stück Heimat » (« Saveurs de nos régions ») dans le Mecklembourg-Vorpommern, un jus de poires et de groseilles qui a été produit dans la région de Lindau à 800 kilomètres de là. Si ça c'est un produit local…

Jusqu'à présent, les grands groupes ont toujours eu beaucoup de succès avec la production d'aliments industriels vendus sur tous les continents. Pourtant, ils sont aujourd'hui victimes des principes mêmes qui ont garanti leur succès. Ils ont vaincu la nature. Et maintenant, ils sont sous pression avec leurs produits santé. Et côté nature, ils ont un train de retard. Même les nouveaux produits estampillés sains ne soulèvent pas toujours l'enthousiasme attendu. En tout cas dans le milieu des experts. Par exemple quand il s'agit des nouveaux produits censés protéger le cœur vendus dans les supermarchés. Danone avait développé un produit, Danacol, une boisson lactée qui aurait dû devenir un blockbuster.

Danone avait invité le gratin à un *workshop* à Hambourg dans l'hôtel *Sofitel*, un bel hôtel au bord de l'eau. Le *workshop* avait lieu dans une salle au premier étage.

Danone avait tout bien préparé. Environ 50 scientifiques étaient venus de tout le pays, des professeurs des plus grandes universités, cliniques et instituts de recherche, de Berlin, Munich, Hanovre, Kiel, mais aussi de l'Institut public Max-Rubner, des nutritionnistes, des directeurs de cliniques parmi lesquels des experts partisans des vitamines et des additifs. Une assemblée qui rassemblait ce qui se faisait de mieux dans le pays. Danone avait même convoqué un journaliste qui devait écrire un article dans un magazine médical. Le professeur Eberhard Windler était *chairman*, c'est un interne et un expert des maladies métaboliques à l'hôpital universitaire de Hambourg à Eppendorf.

Le nouveau produit de Danone, censé protéger le cœur, contient lui aussi des stérols végétaux, comme la margarine Pro-Activ. L'Anses et le BfR déconseillent la consommation de ces produits aux personnes qui n'ont aucun problème de cholestérol. Le jeune spécialiste du cœur, Oliver Weingärtner a parlé du résultat de ses études et de l'apparition de plaques d'athérome dans les artères à cause de ces phytostérols. À la fin, le professeur Heiner Greten s'est levé. C'est un médecin très respecté, président du Centre cardiologique hanséatique à Hambourg, président de la clinique Asklepios à Hambourg.

Le professeur s'est adressé à l'assemblée et a demandé :

— Qui d'entre vous consommerait de son plein gré des stérols végétaux et conseillerait à ses proches ou à ses patients d'en prendre ?

L'instant qui a suivi a dû être particulièrement douloureux pour les organisateurs du *workshop* Danone. Un silence tragique. Personne n'a levé la main dans l'assemblée qui réunissait les plus grands spécialistes du pays. Personne n'était prêt à défendre ce produit. Un bide total. Un camouflet ! Danone, bien sûr, ne l'a pas crié sur les toits. Le journaliste n'a finalement pas écrit son article dans le magazine médical. Les alicaments conçus dans les laboratoires des industriels ne semblent pas convaincre les experts. Il n'est d'ailleurs pas prouvé qu'ils allongent la vie. Bien souvent, c'est plutôt le contraire on dirait.

Les centenaires se sont quant à eux contentés de manger des aliments naturels, préparés selon les recettes traditionnelles de leur région. « On creuse sa tombe avec ses dents », dit-on en France. Les Français sont les champions d'Europe de la longévité. Partout dans le monde, il y a des régions qui concentrent beaucoup de centenaires, des centres de la longévité. L'île d'Okinawa dans le sud du Japon. La vallée de la Hunza au Pakistan, mais aussi le Caucase et Vilcabamba en Équateur, petite ville d'altitude nichée entre les montagnes de la Cordillère des Andes, surnommée la Vallée de la longévité ou Vallée des centenaires. Ce sont des régions où on travaille beaucoup mais paisiblement, où on mange des fruits sans pesticides, des bananes et des avocats, des mandarines, du maïs, des haricots, de la courge. Et on utilise des herbes pour soigner la toux, les affections cardiaques, les reins.

L'île chinoise de Hanan, le Hawaï chinois, est aussi un bastion des centenaires. La mère de M. Wang en fait partie. Elle vit dans unc ville de 500 000 habitants du nom de Jinjiang Zhen, à 40 kilomètres de la mer. Elle habite dans une petite rue bordée de maisons à deux étages. Des enfants jouent dehors, des mobylettes pétaradent.

M. Wang ouvre la porte du jardin. C'est une petite maison proprette avec un sol carrelé parfaitement astiqué. Dans le séjour, il y a une grande télévision, un distributeur d'eau potable, un canapé, un fauteuil, une table basse. La chambre de la mère de M. Wang se trouve à l'arrière de la maison. La vieille dame est allongée dans un petit lit à baldaquin. Elle s'appelle Qiu Yulian, elle a cent cinq ans. Petite et menue, elle porte un bonnet au crochet, un pullover, un gilet en laine, un châle en coton, un pantalon et de petites sandales bleues en plastique. Son visage ridé s'illumine d'un sourire laissant apparaître les quelques dents qui lui restent. Son père est mort à plus de quatre-vingt-dix ans déjà. Elle a beaucoup travaillé à la ferme, tous les jours, jusqu'à l'âge de quatre-vingt-douze ans. Elle se levait souvent à six heures en fonction de la charge de travail. Elle avait quatre-vingt-huit ans quand elle est venue s'installer en ville.

Que mange-t-elle ? Du riz, des carottes, du chou chinois. Autrefois, ils étaient très pauvres. Il n'y avait pas grand-chose à part du riz et un peu de légumes. Que de la soupe de riz tous les jours. Aujourd'hui, elle mange des nouilles au petit déjeuner. Un peu de légumes en fonction des saisons. Du chou chinois, par exemple. Et des fruits. Des mandarines, de la papaye. Elle mange de la soupe vers midi. Le soir, du riz et des légumes. Les Chinois prennent trois repas chauds dans la journée. Et la viande ? Parfois du poulet ou du porc, une à deux fois dans la semaine.

Elle a quatre enfants, dont une fille. Le plus vieux est âgé de quatre-vingt-cinq ans. Son plus jeune fils, Zhe He Wang, se tient à côté d'elle. La maman tapote la main de son fils. Il passe le bras autour de ses épaules. M. Wang, vétérinaire à la retraite, a déjà soixante-quinze ans. Comment explique-t-il la longévité de sa mère ?

— Je ne sais pas.

Peut-être les gènes, peut-être la nourriture ?

— On ne sait pas.

Les Chinois accordent beaucoup d'importance à l'alimentation. Ils connaissent aussi son impact sur la santé. Toutefois, ils savent qu'il n'y a pas que la nourriture dans la vie. Il y a plein d'autres choses.

Nicky, l'Indien de Chiemsee, ne veut pas surestimer l'importance de la nourriture. Il faut considérer la vie dans son ensemble et beaucoup de facteurs entrent en jeu et ont une influence sur notre santé. Il a retrouvé sa fille. Il l'a cherchée en Inde, tous ses amis l'ont aidé. Quand il l'a revue à Pune, il a dû d'abord prouver qu'il était son père. Des photos de lui et de sa fille ornent les murs de la cuisine. D'autres sont exposées dans une vitrine, à l'entrée. Nicky est fier d'elle, tout comme il est fier de son succès. Tous les mois, il organise un stage de cuisine ayurvédique et ses fans sont très enthousiastes. Tatjana, qui travaille dans l'immobilier, est venue parce qu'il a une excellente réputation.

— Je pratique le yoga depuis un an. Je me suis déjà beaucoup intéressée à l'ayurveda. Une de mes amies est venue ici l'année dernière. Son séjour l'a emballée. Du coup, j'ai consulté le site sur Internet et ça m'a fascinée. Je m'intéresse beaucoup à l'influence que peut avoir la nourriture sur notre bien-être et je crois qu'on peut changer beaucoup de choses en s'alimentant sainement.

Il est vrai que les règles de Nicky sont très convaincantes.

— Mangez quand vous avez faim.

Il revient toujours aux principes. Il ne faut pas s'intéresser aux épices indiennes mais à la philosophie qu'il y a derrière.

— Ne pensez pas au cumin. Pensez aux principes.

Parmi les principes, il y a le « naturel ».

— Ne cuisinez jamais avec des produits qui ne sont pas naturels. Pas de bouillons cube, rien.

Et le principe de proximité.

— On doit manger ce qui pousse dans un rayon de cinquante kilomètres. Parce que les vibrations sont là.

Voilà qui semble plaider pour les produits locaux et contre les épices indiennes avec leurs vibrations. Et Nicky dit aussi que la nourriture ne fait pas tout. La santé, la maladie, la longévité, dépendent de nombreux facteurs. Nicky hausse les épaules, lève les mains :

— Le karma. Parfois, on fait tout pour préserver l'équilibre et on tombe quand même malade. Les catastrophes naturelles. Le patrimoine génétique. Les accidents.

Voilà qui va tout à fait dans les sens des recherches en génétique les plus récentes. En effet, il n'y a pas que la nourriture qui peut activer et éteindre les gènes. Il y a aussi les coups du destin, les mauvaises expériences, ou à l'inverse le fait de recevoir beaucoup d'amour dans la vie.

Sœur Domitilla Veith voit aussi les choses de cette façon. Elle était abbesse à Frauenchiemsee quand Nicky est venu sur l'île. Une photo de l'île aux Femmes apparaît sur l'écran de son ordinateur. Elle l'a installé elle-même. Elle aussi replace la responsabilité individuelle, même en matière d'alimentation, dans un contexte plus large.

— On peut très bien se casser la jambe alors même qu'on n'a aucune carence et qu'on s'alimente très bien. Je crois cependant que nous sommes en partie responsables de notre bien-être. Quand je ne dors pas assez, quand je ne bouge pas assez, je me sens moins bien. Mais je crois que Dieu nous guide dans notre existence, je crois que nous sommes protégés. Et cette protection n'est pas une récompense pour nos bonnes actions.

Ça nous enlève une sacrée pression. La pression qu'on se met soi-même. La contrainte de mener une vie saine. Le devoir de faire ce qu'il faut pour vivre le plus longtemps possible en bonne santé. Que ce soient les gènes, le karma ou Dieu : l'homme n'est pas responsable de tout. Il y a le destin. On peut l'influencer peut-être avec son alimentation. Mais on ne sait pas exactement comment. Tout le monde est d'accord sur ce point : les chercheurs en génétique, les chrétiens et les sages asiatiques.

Les promesses des prophètes de l'agroalimentaire et de leurs produits n'ont pas été tenues. En tout cas, il n'est pas prouvé qu'ils allongent la vie et certains indices pourraient même faire penser le contraire. Les contraintes auxquelles doivent se plier les industriels pour fabriquer leurs produits, cette quête de la durée de conservation maximale, font que ces produits ne sont pas adaptés aux véritables besoins du genre humain. Et les autorités censées surveiller les risques n'ont pas la situation bien en main.

Quand l'industrie, les experts, les autorités ne jouent plus le rôle de modèle et de guide, il ne reste que la tradition culinaire qui a fait ses preuves depuis longtemps. Les recettes sont adaptées à l'individu, à la région, au climat. En ces temps de changement climatique, la culture culinaire de référence n'est pas forcément celle du coin.

La mondialisation nous a aussi fait connaître la philosophie et la diététique asiatiques en même temps que ses casseroles. Le wok par exemple. L'outil idéal pour préparer en un temps record des plats savoureux qui procurent un sentiment de bien-être et de légèreté.

Ingrédients : Légumes au choix, pourquoi pas un poivron rouge, des haricots verts, des pommes de terre jaunes (que les Chinois considèrent comme un légume), de la viande ou pas.

Préparation : Coupez les légumes et la viande en morceaux de même taille, un ou deux centimètres, en longueur ou en cubes, faites-les revenir les uns après les autres, commencez par la viande, puis ajoutez les légumes, assaisonnez avec du gingembre et de l'ail hachés finement et remuez pendant deux ou trois minutes. Fini. Servez avec du riz.

On ignore si les légumes cuits au wok allongent la vie. Le destin ne va certainement pas se laisser impressionner. Pouvons-nous réellement influer sur notre avenir en surveillant notre alimentation ? La question reste ouverte. Ce qui est certain, c'est qu'en nous alimentant mal, nous gâchons notre présent. En nous alimentant sainement, en cuisinant des recettes savoureuses, nous améliorons notre présent. L'important, c'est le présent. La vie, c'est maintenant qu'elle se passe. L'important, c'est que ça soit bon, que ça fasse du bien à notre corps, que ça nous procure un sentiment de bien-être, ici et maintenant.

Achevé d'imprimer en juillet 2019
sur les presses de la Nouvelle Imprimerie Laballery
58500 Clamecy
Dépôt légal : août 2019
Numéro d'impression : 907489

Imprimé en France

La Nouvelle Imprimerie Laballery est titulaire de la marque Imprim'Vert®